Gesund werden — gesund bleiben

HEILFASTENKUR

Methode und Wirksamkeit

eines heilkundlichen Königswegs

DR. OTTO BUCHINGER
BAD PYRMONT

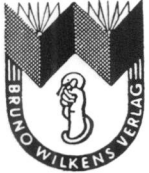

BRUNO WILKENS VERLAG · BAD BEVENSEN

50.–58. Auflage

Copyright by Bruno Wilkens Verlag KG, Bad Bevensen
Umschlag: Broder Brodersen

ISBN 3-87912-013-7

VORWORT

Nach Medizin greifst du und gehst dem Fasten aus dem Weg, als ob du sonst ein besseres Heilmittel finden könntest!

(Ambrosius I, i. J. 254)

Dieses Büchlein wendet sich an Jeden, an den Kranken wie den Gesunden, aber auch an den Noch-Gesunden.

Die Darstellung des umfassenden Themas ergab sich aus den Aufzeichnungen zahlreicher Vorträge, die ich gehalten habe. Das erlaubt auf der einen Seite eine lebendige und unmittelbare Darstellung, andererseits bringt es auch mit sich, daß die Einzelabschnitte des Buches in sich abgeschlossene Erörterungen spezieller Fastenfragen sind, die gegebenenfalls auch außerhalb des Zusammenhanges gelesen werden können — was man je nach Leserneigung als Vorzug oder als Nachteil auffassen kann. Ich hoffe, daß diese Art der Darstellung deutlich macht, wie unmittelbar vom drängenden und fragenden Leben her sie geformt wurde.

Das Heilfasten ist wirklich und geradezu mit Zwangsläufigkeit eine ideale Methode der Ganzheitsmedizin. Mutig gebrauche ich dieses Wort und auch das der psychosomatischen Medizin, wiewohl diese Worte mittlerweile so abgenutzt sind, daß sie, die uns so wichtiges, Ideales sagen sollten, heute fast einer Entschuldigung bedürfen.

Heilfasten, der Königsweg der Menschenheilkunst, ist für denjenigen, der ihn zu gehen versteht, zum Segen, zur Gesundung und zur Regeneration des Körpers, der Seele und des Geistes. Mögen viele Ärzte das Heilfasten kennenlernen, möchten sich diesem Weg viele Menschen anvertrauen!

Dr. med. Otto Buchinger

INHALTSVERZEICHNIS

Was ist das Wesen der Heilfastenkur?

Durch totalen Nahrungsverzicht zu einer Entschlackung und Gewichtsminderung des Körpers zu kommen.

Der Fastende muß sich darüber klar werden, daß die Fastenkur kein stumpfsinniges Hungern ist, sie ist das natürlichste aller Heilverfahren. Die Wirkung ist folgende: Entlastung der Verdauungsorgane, Entschlackung des Körpers, „Ferien" für alle Organe, Reinigung und Neuaufbau. Die Gewichtsabnahme ist zuerst bedeutend, nach 3 - 5 Tagen etwas geringer und gleichmäßiger.

Wer nie gefastet hat, neigt zu der Meinung, daß die Nahrungsenthaltung zu einem schnellen Kräfteverfall führen müsse. Dies ist keineswegs der Fall, Fastenärzte wissen es seit langem, und eingehende klinisch-wissenschaftliche Untersuchungen haben das bestätigt.

Bei akuten Erkrankungen empfangen wir einen bezeichnenden Wink der Natur: Eines der ersten Zeichen beim Ausbruch einer Krankheit ist die Appetitlosigkeit — sofern im Laufe des Lebens nicht der gesunde Instinkt verbogen wurde.

Hier ist das Fasten als eine Heilmaßnahme der Natur gekennzeichnet. Der medizinischen Wissenschaft ist es heute aufs neue klargeworden, daß der Organismus im Falle der Erkrankung mit seinen Beschwerden und Krankheitszeichen durch Appetitlosigkeit, Schweiß, Durchfall, Erbrechen seine eigenen Heilmaßnahmen ausdrückt. Ich erinnere hier an die besondere Einschätzung des Fiebers als Heilfieber, dessen medikamentöse Unterdrückung (Entfieberungstabletten, Eisbeutel) sehr häufig ein Kunstfehler ist. Nietzsche: „Es ist mehr Vernunft in deinem Leibe denn in deinem Willen." Ein Beispiel von vielen möglichen: Wie viele fallen dem Unsinn und Aberglauben zum Opfer, man müsse seine Nerven „in Fett und Butter einbetten"! Dieser Fehler, wie das Schlemmen überhaupt, bettet zuerst nämlich Herz, Därme und das wichtigste Stoffwechselorgan, die Leber, schließlich den ganzen Leib, in einen Fettpanzer ein, der alsdann Lebensfreude, Arbeitsfähigkeit und Gesundheit überhaupt vertreibt. Der „innere Arzt", wie der berühmte ritterliche, landfahrende Arzt Paracelsus von Hohenheim vor fast 500 Jahren die weise Selbstheilkraft nannte, verfügt über die Fähigkeiten, ohne die auch der beststudierte Arzt keine Kunstheilung durchführen kann. Es ist heute schon bei akuten Krankheiten, wie bei Scharlach, Angina, Diphtherie, Lungenentzündung, Grippe usw. eine Selbstverständlichkeit, den Patienten bei guter Darmentleerung und einer Gabe von Fruchtsäften und Tees eine kürzere oder etwas längere Zeit fasten zu lassen. Wieviel mehr muß sich diese Erkenntnis aber auf die schwerer zu bewegenden chronischen Krankheiten heilsam erstrecken? Darüber werden wir später ausführlich sprechen.

Ganz Wesentliches haben wir vergessen: Besteht der Mensch nur aus dem Leib? Nach Zeitungsaufsätzen und Tagungsberichten ist eine alte, wieder neuentdeckte Wahrheit als selbstverständlich anzusehen, daß die geistige Persönlichkeit „Mensch", die in unserem Körpergefüge lebt, überirdischen und unsterblichen Ursprungs sei und wie eine Feder das feine Uhrwerk unserer vielfältigen Leibes-, Nerven-, Stoffwechsel- und Hormonfunktionen zentral steuere. Alle modernen und beweiskräftigen Forschungsergebnisse (Carl du Prel, Coué, Ricker, Speransky, ferner der amerikanische Parapsychologe Rhine) sowie die Erkenntnisse der modernen psychosomatischen Medizin sehen den Ursprung, das Primum movens zur Krankheit, in einer Disharmonie des Geist-Seelengefüges. Die Fehlspannungen in dieser zentralen und schöpferischen Wesensschicht des Menschen wirken sich wie eine Störung in der Fernsprechzentrale aus. Jetzt sind einige oder gar mehrere Apparate der Fernsprechteilnehmer gestört oder fallen sogar manchmal ganz aus. Selbst Infektionen gehen nicht an, wenn ihnen nicht als Nährboden die Krankheitsbereitschaft entgegenkommt. Was bleibt dem Menschen in dieser Situation geistig-seelisch und leiblich einzig zu tun übrig? Bircher-Benner spricht von den Ordnungsgesetzen des Lebens, für deren Verletzung wir von der Konsequenz der Naturgesetze mit Krankheit bestraft werden.

So sehen wir uns nun einer Forderung gegenüber: Durch das heilende Fasten den Körper, das Gefäß des geistigen Wesens Mensch, zu entschlacken, wieder neu aufzubauen — gleichzeitig aber auch die Kraftlinien des Geistes neu zu straffen und zu verwesentlichen. Diese aktive Bemühung um die Wiederverknüpfung und die Versöhnung der geistigen Persönlichkeit des Menschen mit dem stofflichen Leibe, darin sie lebt, und mit dem geoffenbarten Gott, heißt lateinisch: „religio". So nimmt es uns denn nicht wunder, daß in der Tat während der etwa fünftausendjährigen Menschheitsgeschichte, die wir heute überblicken können, das Fasten in allen Zeiten und Zonen einen Heilungs- und Heiligungsweg von weittragender Bedeutung darstellte. Auch das eigentlich religiöse Fasten, das wir in allen Hochreligionen der Menschheit finden, diente zugleich der Gesunderhaltung des Leibes, des Tempels des unsterblichen Geistes. Sehr zum Schaden der kranken Menschheit geriet das Heilfasten während der vielen Jahrzehnte der naturwissenschaftlich-materialistischen Denkweise aus dem Blickfeld der Medizin. Von einigen Außenseitern um die Jahrhundertwende neu entdeckt, hat es heute einen Rang als weithin beschreibaren Königsweg der Heilkunst wiedererlangt.

Müssen Sie fasten oder dürfen Sie fasten?

Gewiß kennen viele meiner Leser die Anekdote vom Chirurgen, der, in berechtigter Überzeugung von der Wichtigkeit seines Spezialberufes, alle Menschen in zwei Gruppen einteilte, nämlich in solche, die sich operieren und in solche, die sich nicht operieren lassen. In ähnlicher Weise könnte auch der Fastenarzt geneigt sein, die Menschen zu beurteilen. Er hat in wachsendem Maße Erfolge erlebt durch das heilende Fasten unter erfahrener ärztlicher Leitung. Demütig und tiefüberzeugt beugt er sich vor der weisheitsvollen Kraft des „inneren Arztes" und des nun im Fasten freigewordenen natürlichen Selbstheilungsbestrebens unseres Körpers. Er beugt sich vor diesen heilenden Kräften, deren Aktion er in Bewegung setzen und steuern darf zum Wohle kranker Menschen, denn ihre Wirksamkeit und ihr Gesetz stammen aus der göttlichen Ordnung.

Fragen wir nun den Fastenarzt nach den Anzeigen, bei denen seine Kur anzuwenden ist, so wird er sagen, es gäbe für ihn grundsätzlich zwei große Krankheitsgruppen: Nämlich solche Krankheiten, bei denen man fasten müsse und dann solche, bei denen man fasten dürfe. Wie sollen wir das verstehen? Es ist keineswegs schwer, sich Krankheiten vorzustellen, zu deren erfolgreicher Behandlung wir fasten müssen. Aber es gibt auch Zustände schwelender, sich vorbereitender, noch nicht immer erkennbarer Krankheitsbereitschaft. Das sind die Krankheiten, bei denen man rechtzeitig fasten darf und nicht selten auch sollte! Das vorbeugende Fasten! Dem Rhythmus der Natur folgend, wird jedes Jahr im Frühling, gewissermaßen als Frühjahrputz, gefastet, um die angesammelten Schlacken zu beseitigen.

Anschließend soll ein Überblick über solche Krankheitsbilder (Diagnosen) gewonnen werden, die fasten können:

1. Der Kreis der *Stoffwechsel*-Krankheiten, wie Fettsucht und chronische Untergewichtigkeit, Gelenk- und Muskel-Rheumatismus, Ischias, beginnende und noch nicht zu weit fortgeschrittene Zuckerkrankheit.

2. der Kreis der *Herz- und Kreislauf- sowie Blutgefäß-Krankheiten*, wie Herzasthma (Angina pectoris) und Herzkranzgefäß-Verengung, hoher und zu niedriger Blutdruck, Stauungen im Blut- und Lymphgefäßsystem, Blutwallungen, Vollblütigkeit (Plethora), Folgezustände von Venenentzündung und Thrombose, Kreislaufstörungen und beginnende Arterien-Verkalkung (Arteriosklerose), manche Alterserscheinungen; Gefäßverengungen mit Absterben von Zehen usw.

3. Die sogenannte „*Managerkrankheit*" (beachte die ausführliche Besprechung auf Seite 41).

4. *Blutveränderungen* , die durch mancherlei Krankheitseinflüsse entstanden sind, wie z.B. durch chronische Mandel- und Zahnwurzelentzündung oder -vereiterung, durch chronische Mittelohreiterung, Vollblütigkeit (Plethora) und Blutungsneigung infolge Vergiftung; Folgen von Nikotin-, Alkohol-, Arsen-, Wismut-, Quecksilber-, Morphium-, Schlafmittel- und Medikamenten-Mißbrauch überhaupt, soweit noch nicht zu sehr fortgeschritten.

5. *Hautkrankheiten* wie Schuppenflechte (Psoriasis), Ekzem, Nesselsucht, Hautüberempfindlichkeiten, Geschwürneigung, Akne, Furunkuloseneigung und Neigung zu Rose (Erysipel).

6. *Krankheiten der Verdauungsorgane*, Magen- und Darmkatarrhe. Appetitlosigkeit, Leber- und Gallenblasen-Krankheiten, hartnäckige Stuhlverstopfung (Obstipation) wie auch Neigung zu Durchfällen, Diarrhoe, Zustände von Eingeweide-Erschlaffung und — aber nur selten — Neigung zu Magen- und Darmgeschwürbildung.

7. *Krankheiten der Atmungsorgane;* chronischer Rachen-, Luftröhren- und Nasenkatarrh, leichte Erkältlichkeit, Bronchialasthma, Folgen von Lungenentzündungen und nichttuberkulöse Rippenfellentzündungen.

8. *Nieren- und Blasenkrankheiten*, wie Nieren- und Nierenbeckenentzündung, Blasen- und Nierensteinleiden, Nieren- und Blasenblutungen, noch nicht zu weit fortgeschrittene Schrumpfniere.

9. *Frauenkrankheiten*, wie Wechseljahresbeschwerden, chronische Gebärmutterentzündungen, Eileiter- und Eierstockentzündungen, Geschwülste der weiblichen Geschlechtsorgane außer den bösartigen, Störungen der monatlichen Regelblutung (in Regelmäßigkeit, Stärke, Dauer, Schmerzhaftigkeit), Schwangerschaftserbrechen und Neigung zu Fehlgeburt.

10. *Überempfindlichkeitskrankheiten:* (Allergien, wie z.B. Heuschnupfen, Idiosynkrasien), die sich in vielerlei Reaktionsweisen an gar vielen Körperstellen und Organen äußern können. Es wird aber nur die allergische Reaktionslage gebessert.

11. *Zustände nach Geschlechtskrankheiten*

oder nach deren intensiver Behandlung.

12. *Nervenleiden* (aber keinerlei Geisteskrankheiten und Psychopathien) wie nervöser Erschöpfungszustand oder Erschöpfung nach durchgemachter schwerer Krankheit (Rekonvaleszentenschwäche), ferner Migräne, habitueller Kopfschmerz, Neuralgien, Nervenentzündungen, Schlaflosigkeit, nervöse Störungen mannigfaltiger Art, Arbeits- und Gefühlshemmungen, Verstimmungszustände, sexuelle Schwäche oder Überreizung.

13. Die vielen Formen von *Drüsenstörungen* (Eierstöcke usw.) können wir auch hier anführen, ebenfalls die vielen Bilder von Schilddrüsen-Unterfunktionen, weil diese beiden Gruppen sich häufig aus einer Störung des vegetativen Nervensystems herleiten. Aber auch die Störungen und die Überbetontheit des vegetativen Nervensystems überhaupt stellen ganz allgemein eine Anzeige zum Heilfasten dar.

14. *Schwelende Krebsbereitschaft*, Krebsneigung („Praecancerose", „Vor-Krebs" nach Prof. K.H. Bauer). Es handelt sich hier um das krebsvorbeugende Fasten.

15. *Augenkrankheiten* wie chronische Regenbogenhautentzündung; Netzhautentzündung wie überhaupt sehr viele entzündliche Prozesse der Augen — auch in vereinzelten Fällen der „Grüne Star" (Glaukom) — antworten günstig auf das Fasten. Sie bedürfen aber meist gleichzeitig einer fachärztlichen Kontrolle während der Kur.

16. *Zahnfleischverfall* (Parodontose).

17. Fasten zur Vorbereitung von Operationen. Fasten zur Erzielung einer besseren und glatteren Heilung nach der Operation.

18. Krankheitszustände, die durch Unter- und Fehlernährung entstanden sind.

19. Frühjahrskrisen und -müdigkeit.

Die GEGEN-Anzeigen, d.h., die Fälle, in denen man von dem Fasten abzuraten hat, werden auf Seite 55 dargestellt.

Nach der summarischen Aufzählung der Fasten-Empfehlungen hingegen erscheint es ratsam, für die eine oder andere Krankheitsgruppe eine Erläuterung zu geben. Beginnen wir mit der vielgestaltigen Gruppe der *Fettleibigkeit*.

13

Ausgewählte Fälle des Fastens

Im „Fragekasten" vor meinem Sprechzimmer fand ich einen Zettel, auf dem mit großen Buchstaben geschrieben stand:

Ist Fasten nicht nur eine Entfettungskur?

Bei der Antwort muß vor allem das Wesen der Fettleibigkeit und die Wirkungsweise des Fastens geklärt werden. Beginnen wir deshalb mit dem aktuellen Abschnitt:

Fettsucht, Aufgeschwemmtheit oder das gestörte Gleichgewicht

Gäbe es doch auch hier einen „Lastenausgleich" — nämlich den Fettsüchtigen schlanker und den Mageren beleibter zu machen! In beiden Fällen aber ist das Geschehen, das dem Krankheitsbild zu Grunde liegt, viel verwickelter, als es auf den ersten Blick erscheint. „Ach wie bald, ach wie bald, schwinden Schönheit und Gestalt!" sagt der Dichter. Aber ist es so sehr das Altern schlechthin, das die Figur in die Fülle gehen läßt? Gewiß kommt dem Naturvorgang des Alterns nicht das Maß an Ursächlichkeit zu, wie häufig behauptet wird, uns selbst aber um so mehr. Bleiben wir bei der Besprechung der Fettleibigkeit. Sie ist heute wirklich ein ernstes Problem geworden. Warum die verschämte Art, in der man häufig nicht wagt, darüber zu sprechen? Warum sagt man lieber „ich bin zu stark" als „ich bin zu dick?" Die fröhlichen Stunden qualitativ oder quantitativ falschen Essens bejaht man zwar, nicht aber deren Folgen.

Bei den Drüsen, die wir als Ursachen des Übergewichts so häufig angeschuldigt sehen, handelt es sich in der Mehrzahl der Fälle um die Speichel-Drüsen. In den Zeiten des Wohlstands ist der Übergewichtige ständig von Menschen umgeben, die, wie er selbst, sich körperlich zu wenig ausarbeiten, sich dafür aber unbefangen tagaus tagein mit verlockenden Gerichten und Leckereien sattessen und -trinken. Auf Schritt und Tritt ist er von Angeboten umgeben, die er aus gesellschaftlichen oder geschäftlichen Gründen kaum glaubt, ablehnen zu dürfen.

Daraus ergibt sich, daß eine Heilfastenkur ihre glänzendsten Erfolge nur in einem Fastensanatorium haben kann, wo alle Patienten den gleichen Wunsch haben: jung, schlank und gesund zu werden. Geschenkt wird dem, der gesund werden und auch bleiben will, nichts. Denn unser Körper hat die Fähigkeit, jedes Gramm aufgenommener Nahrung, das nicht alsbald wieder durch körperliche Tätigkeit „abgearbeitet" wird, in Form von Fetten zu speichern.

Der interessierte Psychologe wird geneigt sein, das Viel- oder Zu-oft-essen als Ausdruck neurotischen Beschäftigungsdranges, einer seelischen Leerheit und einer gesellschaftlichen Unsitte zu kennzeichnen. Görres sagt im Buch „Göttliche Mystik": „Es ist nun mal ein allgemeines Gesetz, daß die schöpferische Aktivität des Geistes in demselben Maße abnimmt, in dem die Körpermasse zunimmt . . . " Die bloße Fettsucht kommt selten vor. Zuvielesser gibt es und gab es in allen Volksschichten. Gefährdete Vielesser können schon durch einen vernünftigen und energischen Hausarzt gebändigt werden. Aber Hand aufs Herz: wir Menschen essen oft mehr als unser physiologisches Kostmaß beträgt. Und so werden wir, da wir gegen ein Naturgesetz verstoßen, mit den körperlichen Beschwernissen und Krankheiten auf genau der Ebene bestraft, auf der wir sündigten. Einfach und logisch erscheint uns dieser Vorgang, der die Vernünftigkeit des jährlichen vorbeugenden Fastens vor Augen führen sollte.

Das Problem der Gewichtsminderung ist
also von brennendem Interesse !

Zuerst versuchen die meisten Kranken in Richtung
des geringsten Widerstandes und der geringsten Mühe auszu-
weichen. Und überhaupt die Vorurteile gegen das *Heil-*
fasten, und auch gegen vegetarische Kost! Wir leben in einer
Zeit, die häufig bandwurmlangen Formeln der Chemothera-
peutika mehr Verständnis entgegenbringt als der ehrwürdigen
Wahrheit des heilenden Fastens, der ausgiebigen Bewegung in
frischer Luft und weiser Kostbeschränkung. Aber es steckt
noch mehr hinter dem Widerstand: nämlich der menschliche,
allzumenschliche Hang zur Trägheit, zur Bequemlichkeit.
Eine Spritze, eine Behandlung mit Schilddrüsenpräparaten,
eine Tablette oder vielleicht gar auch das Messer des kos-
metischen Chirurgen, sie stellen an die Einsicht, die Vernunft und an die konsequente Disziplin des Patienten kaum
besondere Ansprüche, wohl aber tut dies die naturärztliche
Behandlung und insbesondere das Fasten! Sie konfrontieren
den Patienten in eindringlicher Weise sofort und für alle
kommende Zeit mit einer Aufgabe, die er nur unter Selbst-
überwindung und Änderung des Schlendrians in der bis-
herigen Lebens- und Ernährungsweise zu bewältigen vermag.
Man muß das Entscheidende selbst tun und oft genug noch
mehr lassen. Der Sauerstoffmangel ist erfahrungsgemäß der
Entstehung von Fettgewebe förderlich, daher sind nicht nur
Atemübungen, sondern unter allen Umständen auch aus-
reichende Körperbewegung in frischer Luft, Gymnastik,
Arbeit und Sport zu fördern. Das Zufußgehen ist der Snobis-
mus von heute, denn so ein Fußgänger zeigt damit, daß er
Zeit hat und es sich finanziell leisten kann, zu Fuß zu gehen.
„Es ginge den Menschen besser, wenn sie mehr gingen!"
(J.G. Seume). Und wir würden gewiß besser fahren, wenn
wir weniger fahren würden.

Aus welchen Ursachen kann nun eine *Fettleibigkeit und Übergewichtigkeit* eintreten? Im wesentlichen können wir drei Ursachengruppen annehmen:

A) Eine Trägheit in der Funktion des Ausscheidungsapparates (Darm, Nieren und Haut) können wir als den *gehemmten Stoffwechsel* bezeichnen. Ihr liegen wahrscheinlich verminderte Verbrennungsvorgänge im Stoffwechsel zu Grunde.

B) Einzelne Drüsen, Drüsengruppen oder die Gesamtheit des *hormonalen Zusammenspiels entgleisen* (Hirnanhangdrüse, Schilddrüse, Nebennierenmark, Eierstöcke, Hoden, vegetatives Zwischenhirnzentrum u.a.), so daß wir hier von der *hormonalen Stoffwechselsteuerungs-Entgleisung* sprechen können. Die echte hormonalbedingte Fettleibigkeit nach der Schwangerschaft ist viel seltener als man im allgemeinen anzunehmen geneigt ist. Häufig nämlich rührt diese Fettleibigkeit von einer unzweckmäßigen Lebensweise und Ernährung (qualitativ und quantitativ) der Schwangeren und Stillenden her. Sollte der von außen kommende und aus der Kost stammende Ursachenfaktor merklich im Vordergrund stehen, so lehrt man eben den Patienten, die Regeln der Eßdisziplin und die Grenze zwischen Hunger und Appetit aufmerksam zu beachten. Wieviele werden weniger durch die Mahlzeiten selbst als vielmehr durch das so zwischendurch Gegessene an Kuchen, Schokolade und Pralinen und die zusätzliche körperliche Trägheit stoffwechselkrank und fettleibig! Mehr als die Hälfte aller Herzkrankheiten, vornehmlich bei älteren Menschen, ist eine Folge der Übergewichtigkeit. Nach exakten Lebensversicherungs-Statistiken erhöht das Übergewicht

die Sterblichkeitsrate. Ein Mensch, der 10 % mehr
wiegt als sein Sollgewicht, hat nach der Wahr-
scheinlichkeitsrechnung die Aussicht auf ein um
20 % kürzeres Leben als der Normalgewichtige
mit gleichen gesundheitlichen Voraussetzungen.
Wiegt er sogar 20 % mehr, so verfügt er über eine
um 40 % verkürzte Lebenserwartung. Das für den
einzelnen „zuständige" Körpergewicht errechnet
man am zweckmäßigsten nach Bornhard:

$$\text{Normalgewicht} = \frac{\text{Körperlänge} \cdot \text{mittl. Brustumfang}}{240}$$

Wenn man — wie früher üblich — „über den Dau-
men" das Gewicht nachrechnet, gibt es falsche
Ergebnisse.

C)   *Gemischte Ursachen der Fettleibigkeit —*

Aufgeschwemmtheitszustände der jungen Mäd-
chen, bei Frauen während der Wechseljahre, bei
Männern und Frauen im Gefängnis, bei zu wasser-
und kohlehydratreicher und bei langer Dauer zu
eiweißarmer Kost. Störungen des Wasserhaushalts
u.ä.

Wir sehen, hier liegen Krankheitszustände vor,
denen schleunigst abgeholfen werden muß. — Aber nun
werde ich gefragt, wie denn eine Übergewichtigkeit Herz
und Kreislauf gefährden könne: denn Herz und Kreislauf
würden sich doch den vermehrten Anforderungen angleichen.
Die Antwort kann nur lauten: Herz und Kreislauf eines
Übergewichtigen werden krank, *weil* sie sich den vermehrten Anforderungen anzupassen versuchen. Tun sie
dieses nicht, ist das Kapitel mit einem frühzeitigen Zusammenbruch abgeschlossen. Es ist typisch für unsere Zeit, daß
wir auf ein besseres Verständnis stoßen, wenn wir ein Beispiel

18

aus der Technik heranziehen: Einen Personenauto-Motor kann ich zum Lastauto-Motor „umfrisieren". Ich bringe die Maschine auf eine höhere Leistung, indem ich ihre Umdrehungszahl erhöhe. Genau so reagiert das Herz: Hat es mehr Gewicht zu transportieren, so erhöht es seine durchschnittliche Pulszahl, erhöht seine Fördermenge und seinen Blutdruck, denn die geforderte Arbeitsleistung ist groß. Das Übergewicht will nicht nur treppauf, treppab bewegt, sondern auch zusätzlich noch durchblutet werden.

Nun begreifen wir, wie gerade Übergewichtige — selbst Nichtraucher unter ihnen — in unbemerkt lauernder Lebensgefahr schweben und gar leicht an einem Herzschlag sterben. Wir verstehen aber auch, warum gerade Übergewichtige in regelmäßiger Wiederholung fasten und all das entschlossen in ihrer Ernährung und Lebensweise (z.B. Bewegungsmangel, schlechte Atmung) meiden müssen, was zur Fortsetzung dieses Übels beitragen könnte.

Aber *viel* häufiger diagnostizieren wir Ärzte Bluthochdruck *und* Übergewicht, Angina pectoris *und* Übergewicht, schweres Rheuma *und* Übergewicht, Haut- und andere Krankheiten *und* Übergewicht usf. — Kurzum: Krankheit *plus* Übergewicht gehören ganz besonders in die Hände des Fastenarztes zu wiederholten Kuren. Der gewohnheitsmäßige Gebrauch von Abführmitteln eignet sich nicht zur Gewichtsverminderung, wohl aber zur Schädigung des Darmmilieus, der Darmmotorik und zur Störung des Calciumspiegels mit z.T. sogar bedrohlichen einzelnen oder allgemeinen Beeinträchtigungen (Tetanie-Erscheinungen).

Aber eine wichtige Anmerkung sei jetzt gestattet:

Im verfetteten Körper enthalten die Gewebe weniger Wasser als die der wasserhaushaltsgestörten, bloß

aufgeschwemmten Patienten. Daher müssen krankhaft Fettsüchtige unbedingt länger fasten als die Aufgeschwemmten,
da die großen Fettvorräte nur dem Angriff des *langen* und
konsequenten Fastens weichen. Und ganz besonders in diesen
Fällen ist die Schulung für die dem Fasten folgende vernünftige Lebens- und Ernährungsweise wichtig. Jährliche Fasten-
wiederholungen lassen sich nicht umgehen.

Zwar schlank — aber krank — durch Filmstar-Kuren

Nur allzu leicht ist einzusehen, daß das Heilfasten
als eine heroische Behandlungsweise beträchtliche Anforderungen an die Einsicht, den Willen und den Charakter des
Fasters stellt. „Wasch' mich, aber mach' mir den Pelz nicht
naß!" ist eine gefährliche Maxime. Nur exakte Einhaltung
der inneren und äußeren Fastendisziplin vermag die ge-
wünschte Hilfe zu bringen. Wenn wir bedenken, daß das
heilende Fasten lediglich zum Gesundwerden verhelfen
kann, es aber später am Tun und Lassen des Patienten selber
liegt, ob er gesund bleibt, so erkennen wir die ununter-
brochenen quantitativen und qualitativen Opfer, die wir
zum Beispiel an Tafelgenüssen zu bringen haben — sofern
es uns ernst ist um die Gesundheit. Der eine oder andere von
uns kapituliert bereits da und glaubt, einen bequemeren,
sensationell aufgemachten und modern-mondänen Weg gehen
zu können. Es handelt sich um eine rechnerische Methode,
die auf die Joules-Zählung hinausläuft. Wenig Kohlehy-
drate werden angeboten, dafür aber wird desto mehr Eiweiß
empfohlen (viele Eier, viel Fleisch und reichlich Bohnenkaffee pro Tag). Der Erfolg soll eine Gewichtsabnahme durch
Beschränkung der verwertbaren Kalorien sein, die kein
Hungergefühl aufkommen läßt — ein müheloser Erfolg,
der verhältnismäßig wenige schlank, dafür jedoch zugleich
auch krank macht oder den Grund für ein Erkranken legt.
Denn die enorme Überfütterung mit Fleisch, Eiern, Bohnenkaffee und anderen Harnsäurebildnern bringt auf diesem

scheinbar bequemen Weg eine Harnsäure-Überladung mit sich und damit die baldige Arzt-, Sanatoriums- oder gar Krankenhausreife solcher Schlankheits-Fanatiker! Die allgemeine Verschlackung muß schließlich Rheuma, Gicht oder andere Plagen mit sich bringen.

Das erstaunlichste der vielen Entfettungs- und Verjüngungs-Modebücher ist das von Cooley „Iß dich schlank!" In geradezu entwaffnender Weise werden dem ahnungslosen Laien in diätetischer Hinsicht Bären aufgebunden. In kühnem Satz springt Cooley über sämtliche bewährten Fortschritte der Ernährungswissenschaft (Lahmann, Bircher-Benner, Ragnar Berg, Kollath) hinweg. Daß Cooley vom Fasten keine Ahnung hat, weil ihm jede innere Beziehung dazu verschlossen sein muß bei seiner Einstellung, das verwundert nicht, wohl aber, daß er seine absurde Begründung unkorrigiert durch vier hohe Auflagen gehen läßt. Um nur ein einziges Beispiel für die Ahnungslosigkeit Cooleys in Fastenfragen anzuführen: Er behauptet, daß Schlankheit schon deshalb durch Fastenmaßnahmen nicht auf befriedigende Weise erzielt werden könne, weil angeblich der fastende Organismus gerade seine Fettbestände eifersüchtig hüte und gewissermaßen bis zum bitteren Ende festhalte. Das genaue Gegenteil trifft zu.

Aus dem gleichen Grunde — Warnung vor Gicht, Rheuma und Gefäßkrankheiten — lassen berühmte Ernährungswissenschaftler kein gutes Haar an der sogenannten PUNKTE-Diät, die sich wie eine Mode hektisch ausgebreitet hatte.

Ähnliches ist über die Entfettungspräparate vieler Art zu sagen. Vor einer Störung des fein ausgewogenen Hormon-Haushaltes durch *Entfettungshormone*, auch *Schilddrüsenhormone*, sei gewarnt. Gar leicht wird ein hormonales Chaos angerichtet. Der Organismus läßt sich auch nicht durch den einen oder anderen Entfettungszucker und durch chemische Mittel überlisten. So einfach, wie es im Kochbuch aussieht: „Man nehme und es gibt", ist es nicht. Unser Körper ist keine Retorte, in der sich eine chemische und bequeme Entfettungsreaktion vollziehen ließe. Unangenehme Folgeerscheinungen und Nebenwirkungen werden auch im Stoffwechsel zu befürchten sein. Das sinnvoll-lebendige Gefüge des geheimnisvollen Spiels um Energie und Stoffwechsel läßt sich nämlich nicht mit chemischem, zwar totem, aber agressivem Material stören, selbst wenn es sich auch nur um kleine Mengen handelt. Nur selten sind Wege, die unserer Bequemlichkeitsneigung entgegenkommen, auch Gesundheitswege! Wir müssen uns die Genesung und das Gesundbleiben erringen durch aktive Bemühung, um notwendiges Wissen, durch unser Tun und Lassen. Heilfasten ist keinesfalls ein bequemer, wohl aber der erfolgreichste Weg!

Wir haben bereits die Tatsache gestreift, daß wir seltener Fettleibige antreffen, bei denen klar ersichtlich eine Ursache allein an dieser Krankheit schuldig zu sprechen sei. Viel häufiger sehen wir die gemischten Erscheinungsformen. Alle Formen der Fettleibigkeit können nicht nur, nein, sie *sollen* fasten, denn dann werden die Schlacken und Fettvorräte abgebaut, verbrannt und ausgeschieden. Zentrale Störungen wie Drüsenfunktionsstörung, Regelung des Wasserhaushalts usw. werden wieder neu in die gesunden, normalen Bahnen einreguliert. Bei der echten hypophysären Form können wir gelegentlich mit einem Hormonstoß die heilsame Wandlung einleiten, wie wir auch bei einer hypophysärzwischenhirn-bedingten Wasserhaushaltsstörung mitunter mittels einzelner Kurzwellenbestrahlungen und Vitamin-E-Gaben beim Fasten die Sperre der fehlsteuernden Zentrale durchbrechen können.

Bei der Form der Mastfettsucht fastet man häufig

schwer, weil hier seit Jahren die Eßsucht über den steuernden, hemmenden Instinkt gewohnheitsmäßig den Sieg davongetragen hat. Deshalb haben sich ja auch die Jahresringe alten Specks gebildet. Hat die Gewohnheit der quantitativ-qualitativ falschen Ernährung nicht nur den Instinkt, sondern auch Einsicht und Willenskraft verbogen, so werden Patient und Arzt wenig Freude an dieser Kur haben. Das Fasten verlangt Konsequenz und Willenskraft. Fett und aufgeschwemmt, träge und einer gesunden körperlichen Anstrengung wie Wandern, mindestens aber Spazierengehen, abgeneigt, unlustig, mißtrauisch gegenüber allen Anforderungen an Charakter und Persönlichkeit, verlangen solche Kranke vom Arzt quasi durch die Kur hindurchgeschoben zu werden, ohne sich nur im geringsten geistig und körperlich aktiv beteiligen zu müssen. Wiewohl sich der Arzt größte Mühe gibt, sie zu leiten, weisen sie jegliche Eigenbemühung von sich, sobald irgendwelche Beschwerden auftreten, wie solche sich als Heilungs- und Entschlackungskrisen zuweilen einzustellen pflegen! Ihrer seelischen Trägheit entspricht es, daß sie lieber ins Kino gehen als in den abendlichen Gesundheitsunterricht ihres Arztes. Denn auch die Vorträge stellen ja Ansprüche.

Die *gewohnheitsmäßigen* „*Schlinger*" und „*Vielesser*" stellen auch die Gruppe derer, die meist heimlich — „aus dem Koffer" oder in Cafes — durch Süßigkeiten oder regelrechte Nahrungsmittelaufnahme — ihren bereits begonnenen Kurerfolg sabotieren und ihren Arzt zu täuschen versuchen. Ihr zu „starkes" (so nennt man ja das Fettsein!) Fleisch ist zu schwach.

Der Fastenarzt darf auch hier seinen Patienten nicht *zwingen*. Aber einer kraftvollen Persönlichkeit gelingt es selbst in schwierigsten Fällen meistens, den Kranken in selbstgewählter Disziplin seine Kur durchführen und erfolgreich beenden zu lassen. Ja sogar anfangs unbequeme

Fastenpatienten werden oftmals im Kurverlauf mitgerissen und „innerlich umgekrempelt", so daß sie voller Begeisterung um Kurverlängerung bitten und sogar — entschlossen und konsequent — zu Hause ihre Lebens- und Ernährungsweise ordnen — sehr zur Freude ihres Arztes! Dessen beste Patienten kommen — wenngleich nicht wie Abonnenten — Jahr für Jahr.

Nach dieser Erörterung des Themas „Fasten und Fettleibigkeit" liegt vielleicht der Einwand nahe, die günstige Wirkung des Fastens auf die Fettsucht sei wohl zu verstehen, nicht aber *auf die Magerkeit!* Das ist aber nur scheinbar ein Widerspruch. Die Fastenkur wirkt wie ein „gerechter Lastenausgleich" — je mehr jemand an Substanz besitzt, wie zum Beispiel bei der Fettleibigkeit, um so mehr muß er abgeben. Jedoch wer über *zu wenig* Körpergewicht verfügt, der wird zwar während des Fastens noch etwas mehr abnehmen, dann aber nach einem vernünftig gesteuerten Kostaufbau endlich an Gewicht *über* sein Ausgangsgewicht hinaus zunehmen.

Selbst Tierversuche mit Tauben, Hähnen und Molchen (van Seeland, Morgulis) bestätigen das. Die Gewichtszunahme betrug durchschnittlich 20 Prozent des Anfangsgewichts. Der Organismus des gesunden Mageren, Untergewichtigen wird im Fasten gesäubert und in seinen Grundfesten regenerativ „umgekrempelt", erschüttert und geläutert. Freilich muß in solchen Fällen der Fastenarzt vorher die Kureignung des Fastenkandidaten prüfen. Er darf nämlich weder extrem abgemagert sein noch mit seinem Krankheitszeichen in den Bereich der Gegenanzeigen fallen (Tuberkulose, Krebs, Basedow, Psychopathie, Geisteskrankheit usw.). Bei Magerkeit sind meistens mehrere einander folgende Fastenstöße einem langen Fasten vorzuziehen.

Fassen wir zusammen: Das Fasten wirkt wie ein

begabter Bildhauer, der bestrebt ist, sowohl bei unförmig Aufgeschwemmten oder Fettleibigen als auch bei Magersüchtigen die rechten Formen zu finden und in emsiger Arbeit zu gestalten. Der Fettleibige muß auch weiterhin in einer ganz intensiven Schulung bleiben: Kost, Lebensweise, Atemlehre und -praxis, Körperbewegung (möglichst regelmäßiges Wandern)!

Häufig ist Fettleibigkeit mit rheumatischen Beschwerden verquickt, die überwiegend statischen Ursprungs sind und begreiflicherweise auf die Fastenkur gut reagieren. Wie aber verhält es sich nun mit dem *eigentlichen* Formenkreis der *rheumatischen Krankheiten*? Die *rheumatischen Zustände* der Muskulatur selbst und ihrer sie umgebenden sehnigen Häute und Schleimhäute sprechen am besten an. Auf einen wichtigen Punkt muß ich hier nachdrücklich hinweisen: Nicht nur bei Herz- und Nierenkrankheiten, sondern vor allem auch bei allen Rheumatismusformen muß die Möglichkeit einer heimlichen und schmerzlos *schleichenden Vergiftung durch einen Streuherd* stets einkalkuliert werden: Eine böse Dreingabe, die uns die entzündete Wurzel eines nervtoten Zahnes, chronisch entzündete Gaumenmandeln und Nasennebenhöhlen oder eine chronisch entzündete Gallenblase bescheren kann. (Besonders wenn während des Fastens aus nicht erkennbarer Ursache Temperatursteigerungen auftreten, wird der Fastenleiter an solche verborgenen Entzündungsherde denken. Nun beginnt die Fahndungsarbeit des ärztlichen und zahnärztlichen Detektivs!)

Gelegentlich stellt man auch einen chronisch entzündeten, schwelenden Wurmfortsatz („Blinddarm") als Ursache fest.

Tragisch aber wird es dann, wenn einem Rheumatiker Zähne, Gaumenmandeln, Wurmfortsatz und vielleicht gar auch noch die Gallenblase operativ entfernt wurden, es sich dann jedoch herausstellte, daß überwiegend der in seiner Bakterienflora gestörte und milieuerkrankte Darm schuldig ist.

Grundsätzlich ist nichtsdestoweniger eine Bereinigung aller Streuherde vor Kurbeginn wünschenswert.
(Siehe das Kapitel „Warnung vor Herdstreuungsgefahren".)

Mit dem Fastenbeginn setzt dann die Behandlung des „Wetterwinkels Darm" ein. Die schlaffe, verfettete Bauchdecken- und Darmwand-Muskulatur muß durch Gymnastik und Massage gestärkt, der Gaskotbauch durch Abführen und Darmbäder (evtl. mit Kräuterzusatz) in bessere Spannung versetzt werden. Die vom Blähbauch hochgestellten Zwerchfelle werden durch intensive Atemübungen gesenkt, das Herz entlastet. Die Beklemmungen verschwinden, die Lebensfreude steigt. In geeigneten Fällen läßt sich der Fastenerfolg durch Sauna-Schwitzprozeduren verstärken. Denn der eine oder der andere scheidet über die Haut mehr Feuchtigkeit aus als über die Nieren.

Wir besprachen schon, daß die muskelrheumatischen Zustände günstig auf das Fasten reagieren. Aber nicht nur diese: Fast alle *Formen des chronischen Gelenk - rheumatismus und der wechseljahrsbedingten Ge - lenkleiden* antworten dankbar auf die Kur, vor allem dann, wenn man sich ihr Jahr für Jahr anvertraut. Denn diese jährliche Wiederholung befestigt und vertieft das gute Ergebnis. Freilich müssen wir zurückhaltend sein in der Beurteilung derjenigen Kranken, die bereits fest ans Bett gefesselt sind. Und auch die Gicht gibt — besonders in ihrer schweren Form — dem Patienten wie dem Arzt eine sehr harte Nuß zu knacken. Gelegentlich wird da der Fastenarzt nach der Aufnahmeuntersuchung von einer Kur abraten müssen.

Die Erfahrung lehrt, daß das *Heilfasten bei der Rheumabehandlung* an die erste Stelle gehört mit seiner allgemein anpackenden und umstimmenden Wirkung. Homöopathie, heiße Moor- und Lehmpackungen, Massage und Übungsbehandlungen unterstützen häufig in ausgezeichneter Weise das Hauptkurverfahren, das mit der Verordnung einer besonderen rohkostreichen Nahrung und wohldosierten körperlichen Bewegung abgeschlossen wird.

Bei einer tuberkulösen Gelenkentzündung wird man in den meisten Fällen von einer Fastenkur abraten. (Dafür ist dann dem Fasten die günstige und bewährte Wirkung des Höhenklimas, der Sonne und einer besonderen Diät vorzuziehen neben der homöopathisch-arzneilichen Konstitutionsbehandlung.)

Aus der Zeitung entnehmen wir, daß es in der Welt mindestens 95 Millionen Rheumakranke gäbe. Rheumaforschungsinstitute, Rheumakliniken, Rheumabäder, Rheumafachärzte haben ohne Unterlaß zu tun. Einen beachtlichen Prozentsatz aus dem schmerzgeplagten Rheumatiker-Heer stellen die Kranken, die an der sog. Ischias leiden. Viele von ihnen kann die Heilfastenkur endlich — nach oft ergebnisloser Erprobung anderer Maßnahmen — helfen. Allerdings muß für die aus einer Veränderung der Zwischenwirbelscheibe („Nucleus-pulposus-prolaps'') herrührende hartnäckige Ischias-Form eine Einschränkung gemacht werden. Denn hier wird Fasten nur eine kurze Besserung während der Kur gewähren. Wenn nicht besondere orthopädische Behandlungen (Streckung, Lagerung, Injektionen) das Übel beheben kann, so hat schließlich doch die chirugische Therapie die größere Erfolgsaussicht.

Erstaunlich und erfreulich ist es, wie gut und im allgemeinen erfolgreich *Zuckerharnruhr-Kranke* (Diabetiker) das längere Fasten vertragen. Freilich eignen sich schwere, an größere Insulin-Mengen gewöhnte Kranke mit starker Abmagerung nicht mehr zur Kur, wohl aber leichtere und mittelschwere Krankheitsbilder. Im Fasten geht die Zucker- und Acetonausscheidung (im Urin) zurück. Durst und Mundtrockenheit wie auch Unruhe, Juckreiz und Körperschwäche lassen nach. Im Fastenverlauf brauchen wir kaum jemals Insulin zu geben. Nach der Kur bemerken wir fast stets einen geringeren Insulinverbrauch bei gleichzeitig besserer Kohlehydrat-Verträglichkeit.

Zu den nur schwer ausrottbaren Vorurteilen gegen das Fasten gehört die Furcht, solche Kur würde vom *Herzen* nicht vertragen, und ein Herzschaden sei die geradezu unausbleibliche Folge selbst bei einer stationären Behandlung unter ärztlicher Aufsicht. Einige Anmerkungen zur Herzsituation müssen freilich an dieser Stelle vorausgeschickt werden.

Der Blutkreislauf ist ein Ergebnis der Zusammenarbeit des *ganzen* Organismus. Und das Herz ist nur ein hochkomplizierter Sonderfall des Blutgefäßsystems. Was am Kreislauf, an den Gefäßwänden, ja schließlich: was in den durchbluteten Geweben und Organen geschieht, das wirkt sich *am* Herzen und *auf* das Herz aus. Und was wiederum am Herzen und im Herzen geschieht, das wird zwar bis zu einer gewissen Grenze vom geduldigen Organ selbst ausgeglichen, wirkt sich jedoch früher oder später auf Blutgefäße, Kreislauf, Organe und Gewebe aus. Also sind Herz, Gefäßsystem und Körpergesamtheit aufeinander angewiesen.

Wir stehen mit Bewunderung vor der Leistungsfähigkeit und den komplizierten Energiequellen des Organs, das der Volksmund in vielen Sprichworten als den Mittelpunkt allen Körpergeschehens bezeichnet. Der Herzmuskel eines etwa 70 kg schweren und gesunden Menschen wiegt im allgemeinen zwischen 350 und 450 Gramm. Das Herzgewicht macht also nur höchstens 0,6 % des Körpergewichts aus. Dieses relativ kleine Organ pumpt in 24 Stunden und in Ruhe über 10 000 Liter Blut, das bei jedem Hub aus der linken Kammer gegen einen Aortendruck von etwa 150 mm Hg. ausgetrieben wird. Dazu arbeitet auch die rechte Kammer gegen einen Druck im kleinen Kreislauf von rund 50 mm Hg. an. Die Geschwindigkeit, mit der das Blut ausgeworfen wird, liegt unter normalen Voraussetzungen um etwa 30 Meter pro Minute.

Wenn wir diese Einzelheiten der Herzarbeit betrachten, so ist ohne weiteres anzunehmen, daß der Energiebedarf des Herzens groß ist und auf eine in den eigentlichen Zusammenhängen immer noch geheimnisvolle Weise fortlaufend von neuem gespeist wird. Der Herzmuskel braucht, auf ein kg Gewicht und auf eine Stunde umgerechnet, 15 Kalorien (62 Joules). Bei starker körperlicher Anstrengung kann unter diesen Bedingungen der Energieumsatz des Herzmuskels auf etwa 60 Kalorien (251 Joules) ansteigen.

Sicher ist jedenfalls, daß die Herzmuskelzusammenziehung durch das Wechselspiel verschiedener und ganz besonderer Eiweißarten (Myosin, fibrillärem und globulärem Actin) garantiert wird. Die für die Herzmuskelarbeit notwendige Energie stammt aus der Milchsäure, die im sogenannten Zitronensäurezyklus durch Verbrennung umgewandelt wird, während eine Kaliumverarmung und Calciumstörung die koordinierte und effektive Arbeit nur gefährden würde.

Der Kaliumstoffwechsel kann bei einer unspezifischen Reizbehandlung verarmen. Das gilt sowohl für die Badekurbehandlung wie auch für die Fastentherapie. Infolgedessen sollte man gerade Fastende mit noch verborgener Herzschwäche überwachen und mineralreiche Getränke verabreichen. Aus diesem Grunde empfehlen wir Gemüsebrühen, Obstsäfte und Buttermilch, um einer bedenklichen

Störung gar keine Chance zu geben. Das mit winzigen Mengen elektrisch geordnete („ionisierte") Calcium regt unaufhörlich die bewundernswerten Energiegewinnungs-Vorgänge im Herzmuskel an wie mit der Hilfe einer pausenlos arbeitenden Initialzündung. Calcium stimuliert also, wie man es nennt, Magnesium-„Ionen" hingegen bremsen die energiereichen Abläufe, weil die Herzaktionen sonst auch einmal — ungehemmt — über das Ziel hinausschießen könnten. Also ist nicht nur der sogenannte Kaliumspiegel von großer Bedeutung, sondern auch das Calcium-Magnesium-Gleichgewicht in der Herzmuskulatur. Gerade aus diesem Grunde halten wir die heute Mode werdenden Entwässerungstabletten für eine große Gefahr. Denn sie stören gar leicht in gefährlicher Weise die Mineralverhältnisse des starken Hohlmuskels Herz.

Können wir das Herz durch Milchsäurezufuhr kräftigen? In der Leber werden bestimmte Zuckerarten wie zum Beispiel die in den Obstsäften vorhandene Fruktose, sehr schnell in Milchsäure aufgespalten. Traubenzucker hingegen braucht eine längere Anlaufzeit zur Milchsäurebildung, hält jedoch in der milchsäurebildenden Wirkung länger an. Wenn man den Fastenden Invertzucker in der angenehmsten, gesündesten und zugleich wirksamsten Form des Bienenhonigs gibt, so kann man sich der Vorteile sowohl des Frucht- wie auch des Traubenzuckers bedienen.

Das **Wasser-** und **Teefasten** hat zweifellos eine optimale Entgiftungswirkung, zumindest theoretisch. Jedoch laufen wir Gefahr, den Patienten unter zunehmendem Vitamin- und Mineralmangel leiden zu lassen. Schwächezustände, Hautgefühlsstörungen („Parästhesien") und tetanoide (krampfähnliche) Erscheinungen gefährden die Kur. Sie legen Arzt und Patient den Entschluß nahe, das Fasten vorzeitig abzubrechen. Die durch solche Ursachen und Folgen bedingten Krisen rechtfertigen die nun bereits vier Jahrzehnte lang erfolgreich von Otto Buchinger senior praktizierte

Fastenmethodik, die mineralreiche Gemüseabkochungen (sogenannte Brühen) und Frischobstsäfte in täglicher (und lediglich in der Obst- oder Gemüseart abwechselnder) Folge vorsieht. In den *Buttermilch*fastenzusätzen hat man beides und stabilisiert außerdem bei besonderer Situation Herz und Kreislauf durch geringe Mengen bekömmlichen Eiweißes. Wir sind geneigt, auf den günstigen Effekt der in der guten Buttermilch vorhandenen Restmilchsäure und auf die dynamische Eiweißwirkung ausdrücklich hinzuweisen. Die im Säfte- und Teefasten verabreichten Wirkstoffe werden durch den Einfluß der (durchaus in relativ geringen Mengen) gesäuerten Milch besser resorbiert und assimiliert.

In der Rekonvaleszenzzeit nach einer Krankheit und im Alter kommt der etwas erhöhten Zufuhr dynamischer Eiweißkörper, wie in Buttermilch und Quark und von Calcium besondere Bedeutung zu, wenn wir über die Selbstverständlichkeit von biomineralischen Körpern und Vitaminen hinwegsehen. Den Kinderärzten ist seit langem die gute und die Darmbakterienflora unterstützende Buttermilchwirkung bekannt. Bis diese guten Erfahrungen auch in der übrigen Heilkunst heimisch wird, müssen Kranke und Ärzte wohl oft genug viel Geduld aufbringen. Von den Molkereien und vom Milchhandel wird ja jetzt schon viel auf diesem Gebiet getan.

Woher bezieht nun das Herz die Milchsäuremengen, aus deren Umsetzung die außerordentliche Arbeitsenergie gewonnen wird? Die größere Milchsäuremenge wird ihm von der bewegten Skelettmuskulatur zugeführt. Es erscheint keineswegs als gar zu schwierig, sich vorzustellen, daß ein Fastender, der sich in vernünftigem Maße bewegt und leicht, je nach Eignung und ärztlicher Verordnung, trainiert, sein Herz innerhalb einer gewissen Grenze vor dem im Fasten sonst natürlichen geringen Ausmaße einer nur *schein-*

baren Art von Erschlaffung bewahrt, die in Wahrheit eine Straffung, Verdichtung und Kräftigung („Tonisierung") der Herzmuskulatur bedeutet. *Kofler* (Brixen/Tirol) fertigte seinerzeit für eine Röntenklinik in Pavia eine Reihe von *Röntgenkontrollen Herzkranker vor und nach* dem meist *dreiwöchigem Teefasten* an. Die Herzmaße wurden eingehend festgestellt und auf der Röntgenplatte festgelegt. Eindrucksvoll war die Steigerung des Herzmuskel-Tonus, der sich in einer Vergrößerung und Verbesserung der fachmännischen Herzabmessungen offenbarte. Begreiflicherweise wird auch die entlastende Minderung der zirkulierenden Flüssigkeitsmenge eine bessernde Rolle spielen. Entscheidend ist aber nach Koflers Erfahrungen — die sich mit den Fasten-Ekg-Erfahrungen anderer Autoren decken —, daß der Herzmuskel entgiftet und in seiner Sauerstoffversorgung und Stoffwechsellage wesentlich begünstigt wird. Ein Herz, das noch über regenerative Reserven verfügt, wird, wie Kofler nachweist, sofort in einem gutgeleiteten und ausgiebigen Fasten diese Chance ergreifen und sich straffen, seinen Tonus erheblich bessern. Die hochgeblähten Zwerchfelle treten im Fasten wieder tiefer; das Herz atmet buchstäblich auf. Die leichten Fettdepots schmelzen merklich ein. Das straffer gewordene Herz macht nach der Kur röntgenologisch einen kräftigeren Eindruck von fast optimalem Tonus. Kofler meint, daß die röntgenologische Herzkontrolle gar oft die Stoffwechselschädigung (zum Beispiel die aus einer chronischen Stuhlverstopfung und einer Darmbakterienentartung) *eher* aufdeckte als die klinische Untersuchung. Gerade solche Frühdiagnose sei zugleich geeignet, rechtzeitig die Fastenindikation zu stellen, zum Wohl des Patienten, zum Vorteil des Herzmuskels und zur „Flurbereinigung" des etwa schuldigen Streuherdes.

Herz-, Kreislaufkrankheiten und Bluthochdruck

Hier sind die Erfolge des Heilfastens geradezu glänzend. Dieses den Herz- und Kreislaufkrankheiten, der Arteriosklerose und der Schlaganfallssituation gewidmete Kapitel wäre unvollständig, wenn wir nicht auf den HERZIN·-FARKT eingingen. Mit Erschrecken nehmen wir Kenntnis von der zunehmenden Zahl dadurch verursachter tragischer Todesfälle, von denen gerade begabte arbeitsüberlastete Manager, Politiker, Wirtschaftsführer, lebensfroh und bärenstark erscheinend, betroffen werden. Die Familie, die Mitarbeiter und die Öffentlichkeit sind von der Katastrophe überrascht.

Wie können wir uns die Tatsache erklären, die gesunde Männer im Alter von 45 bis 55 Jahren und Frauen im Alter von 60 bis 70 Jahren den Herztod erleiden läßt? Die Kranzgefäße umflechten das Herz im Gebiet der Taille zwischen Vorhöfen und Kammern. Von diesen Kranzgefäßen aus wird das Herz blutversorgt und ernährt. Die Arteriosklerose sucht gerade dieses viel beanspruchte Blutgefäßgebiet mit Vorliebe heim, indem sogenannte Cholesterinkörpereinlagerungen (fettähnliche Stoffe) die Weite der Blutgefäße verengen. Leicht bilden sich an den veränderten und gereizten Innenwänden kleine Blutgerinnsel, die mit dem Versorgungsstrom schwimmend, schließlich, ähnlich einem Flaschenkorken, irgendein Herzmuskelblutgefäß verschließen. Plötzlich ist — tragischerweise meist ein lebenswichtiges — Blutgefäßgebiet von der Ernährung ausgeschlossen. Damit sind in diesem Fall das Herz und der Kranke selbst zum schnellen Tod verurteilt.

Amerikanische Forscher fanden in Tierversuchen heraus, daß das sogenannte Reticuloendothelial-System (gewisse Zellgebiete unter anderem in Milz, Knochenmark und Lymphdrüsen) den wegen der Infarktgefahr bedenk-

lichen Cholesterinüberschuß im Blut gewissermaßen heraus-
filtrieren und so beiseiteschaffen könnte. Nun aber schickt
man sich neuerdings an, daraus falsche Folgerungen zu ziehen. Es ist bekannt, daß weibliche Sexualhormone die
cholesterinspiegelsenkende Arbeit des Reticuloendothelial-
Systems gerade auch im männlichen Organismus verstärken.
Aber Injektionen von weiblichen Sexualhormonen in der
notwendigen Zahl und Menge tragen dem Körper des Man-
nes weibliche Geschlechtsmerkmale im Austausch ein. Wie
will man das eine tun und doch das andere vermeiden, zumal
man es eigentlich einfacher haben könnte? Einwandfrei erwiesen ist die prompte und lange Zeit anhaltende Wirkung
des den Cholesteringehalt senkenden Fastens. Und was
könnte geeigneter sein, die gute Fastenwirkung dauerhaft zu
machen als eine anschließende drastische Kürzung der Nah-
rungsfette? Freilich muß man konsequent dabei bleiben und
höchstens insgesamt 40 Gramm Fett täglich zu sich nehmen.
Diese fettarme Kost und das jährliche Heilfasten sind die
besten Vorbeugungsmittel gegen das Schreckgespenst des
Herzinfarktes.

Grote und Zabel betonen ebenso wie Buchinger sen.
und Scheele aus dem Schatz ihrer Erfahrungen mit herz-
und kreislaufkranken Fastenpatienten, daß hier die Kur ihre
besonderen Triumphe feiert. Die Angina-pectoris- („Herz-
asthma-") Anfälle hören auf. Der von Herzbeklemmung
(Stenocardie) Geplagte kann wieder größere Strecken Weges
ohne Zwischenfall gehen, ja sogar Treppen langsam erklim-
men. Herzrhythmus- und -arbeitsstörungen bessern, die Blutgefäße entkrampfen sich. Das intermittierende Hinken, ein
einseitiger Wadenkrampf infolge Blutgefäßschadens, läßt
nach, ja hört sogar auf. Wiederholt wurde beobachtet, daß
durch eine strenge Fastenkur das Absterben von Zehen —
das auch auf einen Blutgefäßschaden zurückgeführt werden
kann — gebessert, gelegentlich sogar geheilt werden kann.

Mit der Behandlung der ANGINA PECTORIS und bestimmter Blutgefäßschäden haben wir bereits einen Ausschnitt aus dem großen Kapitel der Pathologie des Alterns, der Arteriosklerose und des Bluthochdruckes besprochen. Viele Menschen reden auffallend häufig von ihrem vorgeschrittenen Alter. Das spricht für zweierlei, nämlich dafür, daß es sich wirklich beim Altern um ein irgendwie unangenehmes Problem handelt und — auf der anderen Seite — bei häufigerem Hinweis um eine gewisse Eitelkeit. Man wünscht sich höflich Widerspruch. Die Menschen wollen es nicht wahrhaben, daß sie altern, und sind dennoch diesem Vorgang etwa vom Abschluß des Wachstums an unterworfen. Nur zwei Möglichkeiten des Handelns stehen uns zur Verfügung: Uns mit Würde (wenn wir objektiv betrachtet wirklich gealtert sind) und Sachlichkeit, ohne viele Worte in den geänderten Verhältnissen zurechtzufinden, die ja dafür durch größere Reife und Lebenserfahrung ausgeglichen werden. Ferner können wir uns dem unserer Ansicht nach zu schnell voranschreitenden Alterungsprozeß und der Arteriosklerose vorbeugend entgegen stellen. Womit? Mit dem jährlichen Entschlackungsfasten, mit der Meidung von Reiz- und Verbrauchsgiften wie Tabak und Alkohol, mit einer salzarmen, gutgekauten Frisch-Kost, wie sie auch Bircher-Benner empfiehlt, mit guter und ergiebiger Atmung bei vielem Wandern, mit gutem Schlaf und mit systematischer Abgewöhnung des Sich-Ärgerns. Dies letztere freilich ist sehr schwer. Es gelingt noch am ehesten dem rechten Philosophen, dem wahrhaft Religiösen und — dem Sanguiniker, dessen glückliches Naturell dieser Forderung ohnehin entgegenkommt.

Wenn wir vom Altern sprechen, dann denken wir sofort an die ARTERIOSKLEROSE (Arterienverkalkung). Das trifft nicht ganz zu. Denn wie es (allerdings seltener) Achtzigjährige gibt mit ganz elastischen, fast jugendlichen Blutgefäßen, so gibt es auch junge Menschen, die bereits deutlich arteriosklerotische Prozesse haben.

Beruht das Altern ursächlich auf den bis in die feinsten Blutgefäß-Ästchen hineinragenden Einlagerungen kalk- und fettähnlicher Substanzen, die die Gefäße starr, eng, brüchig und unelastisch machen? Oder auf dem Versiegen der Keimdrüsen-Hormon-Produktion? Oder auf den zunehmend funktionsuntüchtig werdenden Enzymen? (Enzyme sind nach dem Prinzip eines Katalysators lebendig-chemisch wirkende Substanzen, die im Stoffwechselgeschehen unseres Körpers eine höchst entscheidende Tätigkeit zu versehen haben.)

Wir wissen heute, daß alle beschriebenen, ausgesprochenen Alterserscheinungen auf Störungen, Verschlackungen und Fehlspannungen im Bereich des lebensmaßgeblichen vegetativen Nervensystems zurückzuführen sind. Im vegetativen Nervensystem, das alle automatisch, also unwillkürlich, funktionierenden Vorgänge in unserem Körper steuert, müssen wir auch die Steuerungs-Anlage für unser Altern sehen. Die zunehmende Durchsättigung der gesamten Körpergewebe mit Stoffwechselgiften ist allerdings mitverantwortlich zu machen neben der Nikotinbeeinträchtigung des vegetativen Nervensystems bei Rauchern.

Die arteriosklerotischen Blutgefäß-Einlagerungen können durch das Heilfasten teilweise gelöst werden. Aber die heilsame Umstimmung des vegetativen Nervensystems, dazu die Befreiung des gesamten Organismus von den Stoffwechselgiften, wirken sich vorzüglich und nachhaltig aus. Wir können auf Grund unserer Erfahrungen die Heilfastenkur als ein ideales Verjüngungsmittel betrachten. In der Anwendung des aus Buchweizen gewonnenen Vitaminkörpers Rutin verfügen wir anscheinend sogar über eine zusätzliche Möglichkeit, den Brüchigkeitszustand der arteriosklerotischen Blutgefäße zu bessern.

Die Einlagerung der kalkähnlichen Plättchen in die Blutgefäße ist kein Versagen, sondern eine Selbsthilfebemü-

hung des Körpers. Denn in erster Linie scheint das Schlaff-
und Undichtwerden der Arterien dem Organismus uner-
wünscht zu sein; er versucht, mit den „Kalk"-Einlagerungen
die Gefäße abzudichten. Die Brüchigkeit der Gefäße birgt
die Schlaganfallgefahr in sich. Diese Blutaustritte aus kleinen
Gefäßrissen ereignen sich fast nur im Gehirngebiet. Der
Grund der besonderen Gefährdung dieser Region liegt wohl
darin, daß der stärkere Gebrauch des Gehirns beim Menschen auch eine besondere Empfindlichkeit und Verstärkung
des Blutkreislaufs an dieser Stelle als Nachteil der Entwick-
lung zur Folge hat. Aus den bereits oben geschilderten Gründen erscheint es geradezu selbstverständlich, daß sich das Fasten als Vorbeugung empfiehlt und, bei bereits eingetretenem
Schlaganfall, das konsequente Heilfasten ebenso.

Die Homöopathie weiß das Fasten in vorzüglicher
Weise, wie zum Beispiel mit Arnica montana zu unterstützen,
während sich auch Masseur und Krankengymnast um die
Wiedereroberung des an die Lähmung verlorenen Terrains
bemühen. Die Ergebnisse einer derart kombinierten Behandlung sind meist erstaunlich gut.

Ähnlich wie bei der Arteriosklerose liegen die Ver-
hältnisse auch beim BLUTHOCHDRUCK, der nicht durch
eine Nierenschädigung verursacht wurde. Wir sind zunächst
leicht geneigt, uns darüber zu ärgern (dann aber steigt er
noch mehr an!), denn wir werten ihn als sinnlosen Vorgang
und als eine Fehlleistung unseres Körpers. Dabei handelt es
sich beim Bluthochdruck in Wahrheit um eine sinnvoll aus-
gleichende Selbstregulierung. Verschiedene Ursachen wirken
meist mehr oder weniger deutlich erkennbar bei der Entstehung dieser Krankheit mit. Schon aus seelischen Gründen
(nervös, durch beständigen, mühsam beherrschten Ärger
oder durch andauernde Furcht) kann der Blutdruck ansteigen. Aber ganze Blutgefäßabschnitte können auch verkrampft und verengt sein durch arteriosklerotische Einlagerungen. Zurückgehaltene und abgelagerte Stoffwechselgifte

bewirken ebenfalls manchmal eine Verkrampfung des Gefäß-
systems; denn durch die Verschlackung wird leicht derjenige
Teil des vegetativen Nervensystems gereizt, der die Enge
oder Weite der Blutgefäße bestimmt.

Die jenseits der Verengung liegenden Gewebeab-
schnitte müssen auch weiterhin durchblutet und ernährt
werden, da sie sonst abstürben. Wie stellt es nun die Weisheit
des „inneren Arztes" an, um den durch die Gefäßverengung
entstandenen erhöhten Strömungswiderstand zu überwin-
den? Der Organismus hilft sich selbst durch eine kompensa-
torische Blutdruckerhöhung, selbst wenn diese kluge Regu-
lation nur eine Notmaßnahme und durch eine erhöhte Herz-
kraftbelastung erkauft ist. Aber haben wir nicht allen Anlaß,
trotzdem dieser still und weise wirkende Kraft der Selbstregulierung dankbar zu sein und sie durch ein kluges Entgegenkommen in unserer Lebensweise zu unterstützen? Die
Blutdruckerhöhung ist also nicht die eigentliche Krankheit,
sondern erst die Folge einer seelischen oder organischen Erkrankung. Der Bluthochdruck ist eher als ein günstiges Zeichen für die vernünftige Arbeit von Herz und Kreislauf zu
werten. Daher sind auch im allgemeinen blutdrucksenkende
Tabletten, Einspritzungen und Jodquellen nicht als einzige
Behandlung geeignet. Sie führen sogar gelegentlich zu Blutge-
fäßrissen, zum Beispiel Schlaganfällen. Wenn wir auf dem
Weg der chemischen Beeinflussung die kalkähnlichen Einlagerungen aus den Gefäßwänden herauslösen und diese dadurch wieder elastisch machen wollen, so ist die dadurch an-
gestrebte Blutdrucksenkung teuer erkauft. Wir wissen, daß
die arteriosklerotischen Einlagerungen eine Schutzmaßnah-
me zur Abdichtung brüchig gewordener Blutgefäße darstel-
len. Suchen wir, wie gesagt, sie chemisch (d.h. ohne Regeneration und Stärkung der Gefäßwände) herauszulösen, dann
muß eine erhöhte Brüchigkeit, also eine erhöhte Schlaganfallgefahr die Folge sein. Unser Fehler ist ja häufig, schnell
wirkende und bequeme Mittel zu suchen. Aber ihre Wirkung
bringt allzuoft Gefahren mit sich und ist zudem nur flüchtig.

Das Heilfasten ist keinesfalls ein bequemer Weg. Aber die Krankheit des Blutgefäßsystems wird in ihrer Ursache angepackt und beseitigt. Die Verkrampfungszustände — auch soweit sie vom Seelischen her zu Fehlsteuerungen des vegetativen Nervensystems führen — werden durch das umstimmende Fasten gelöst. Auch die aus der Schlackenvergiftung des Nervensystems stammende Ursache wird beseitigt. Mit der zuverlässig einsetzenden Senkung des Blutdrucks verlieren sich die Kopfschmerzen und die Schwindelgefühle. Häufig bessert sich auch die bereits beeinträchtigt gewesene Sehfähigkeit. Die gestaut-geschwollene Leber schwillt ab. Bereits in den ersten Fastentagen werden die wassersüchtigen Anschwellungen und Stauungen ausgeschwemmt. Nun finden Herz- und Kreislaufsystem im Fasten und nach dem Fasten ihre Erholung. Der arteriosklerotisch erhöhte Blutdruck wird immer in weitgehendem Maß günstig beeinflußt. Aber der ‚innere Arzt‘ geht im Fasten klugerweise niemals bis in die Nähe der Gefahrenzone. Denn die Besserung und Enthärtung der Blutgefäßwände darf nicht zur Lebensgefahr führen durch Vermehrung der Brüchigkeit und damit zur Erhöhung des Blutungs- oder Schlaganfalls-Risikos.

Es gibt den Zustand des sogenannten fixierten Bluthochdrucks, der von den betroffenen Patienten meist nicht recht verstanden wird. Er ist seltener als man glaubt. Wie sollen wir diesen Zustand in seinen Zusammenhängen verstehen? Unser Organismus greift lieber zu einer dauernden Blutdruckerhöhung, als daß das Leben in Gefahr geraten darf. Denn die Widerstände in der Blutstrombahn können nicht mehr aufgelöst und nicht mehr beseitigt werden. Diese nicht mehr voll wiederherstellbaren Gefäßwände entstanden unter anderem durch Narbenbildung oder Einlagerungen oder durch eine zu lange Krankheitsdauer. Daraus ergibt sich die unmittelbare Gefahr, daß der ganze Körper durch örtlichen Blutmangel und Absterben von Gewebe in Mitleidenschaft gezogen wird. Denken wir zum Beispiel an die möglichen Folgen einer nicht zu überwindenden Durchblutungsbehinderung der Herzkranzgefäße. Jedenfalls stellt in dieser Lage die fixierte Blutdruckerhöhung eine Rettung aus akuter Gefahr dar. Auf die Dauer bedeutet es jedoch ein Leben unter einem bedenklichen Notverordnungszustand. Auch hier haben wir allen Grund, unserem Körper dafür zu danken, daß er aus einer schwierigen Lage den für uns bestmöglichen Ausweg findet. Diesem gesunden Bestreben kommen wir mit dem entlastenden, entschlackenden und reinigenden Heilfasten entgegen.

Was ist aber einem Bluthochdruck- ebenso wie einem Herzkranken sonst noch zu raten? Wir sollten die Folgen des Rauchens kennen. Zum Beispiel Tabak: daß das Herz des Rauchers jeden Tag etwa 30.000 Schläge mehr machen muß als das eines gesunden Nichtrauchers; daß der Tabak die Krebs-Anfälligkeit erhöht, Herz und Kreislauf schädlich beeinflußt und das Denkvermögen herabsetzt.

Wir sollten ferner wissen, daß Tabakrauch dem Organismus des Rauchers vor allem zwei Stoffe zuführt: NIKOTIN produziert Angina pectoris (Herzasthma), Stenocardie (Herzbeklemmung), Hypertonie (Bluthochdruck), Arteriosklerose (Gefäßverkalkung), Magen- und Darmgeschwüre, Absterben von Gliedmaßen, gestörte Gehirndurchblutung (Kopfschmerz, Konzentrationsunfähigkeit), Drüsenstörungen, Herzrhythmus- und Herzarbeitsstörungen. TABAKTEER in Form von Benzypren, Anthrazen und Phenanthren, Kreosot und Arsen, der auf dem Weg der heimtückischen Summationswirkung nachgewiesenermaßen Krebs erzeugt.

Ohne Zweifel ist der Tabakteer, den man beim Rauchen inhaliert, nicht nur am Lungen- und Kehlkopfkrebs wesentlich schuld, sondern auch in vielen Fällen an der Entstehung von Magen-, Leber- und Darmkrebs. Denn der mit krebserregendem Tabakteer durchsetzte Speichel wird heruntergeschluckt und von den empfindlichen Magen-Darm-Schleimhäuten aufgenommen.

Fasten und totale Tabakabstinenz: Das ist der Schlüssel zur Heilung! Wenn wir auf eine besondere Lebens- und Ernährungsweise, salzlos, obst- und rohkostreich, achten, auf Atemschulung, Körperbewegung und auf eine kluge Gewichtsbeschränkung, dann haben wir unsere wiedergewonnene Gesundheit mit glücklicher Hand bewahrt. Die jährliche Wiederholung der Fastenkur steht infolgedessen künftig auf unserem Kalender.

Es mag vielen als Paradoxom erscheinen, daß die Fastenkur auch zu niedrigen Blutdruck bessert. Aber nach einem aus der Fastenwirkung erklärbaren anfänglich weiteren leichten Absinken pflegt der Blutdruck in der Nachkurzeit fast stets über den Anfangswert hinaus anzusteigen. Das entspricht der bekannten re-normalisierenden Fastenwirkung: zu hoher und zu niedriger Blutdruck werden gleichermaßen ausgeglichen.

Es überrascht uns keineswegs, daß nicht nur Schlaganfall- und Thrombose-Neigung, sondern auch wiederkehrende Venenentzündungen (Phlebitiden) und zurückgebliebene chronisch gewordene Entzündungszustände, die aus beseitigten Streuherden herrühren, gut auf das Fasten reagieren (siehe Rheuma Abschnitt). Ähnliches gilt aber auch für chronische Mittelohrentzündungen ohne erkennbare Heiltendenz.

Die heute in wachsenden Maße auftretende MANAGERKRANKHEIT hat ihre Ursachen in der nervösen Erschöpfung durch Überlastung mit Arbeit und Sorgen. Der angelsächsische Arzt spricht von dem gefährlichen Erfolg eines „stress". Stress ist ständige Überlastung, nicht aufhörende Anspannung, unablässiger seelischer Druck, dem unsere Fähigkeit, solches zu ertragen und sich anzupassen, schließlich zum Beispiel in Form der Managerkrankheit erliegt. Das vegetative Nervensystem gerät aus dem Gleichgewicht. Um frisch zu bleiben, wird Bohnenkaffee regelmäßig zum Aufputschen und zum Wachbleiben getrunken. Man raucht, um sich — wie man annimmt — dadurch beruhigen zu können. Kurzum: Man lebt in steter Hochspannung, man ärgert sich oft und nachhaltig, man regt sich fortgesetzt auf, ohne sich in guten, ausreichenden Erholungspausen zu entspannen und dadurch abzuregen. Schließlich wird der geplagte Mensch auch noch durch diesen Teufelskreis chronisch schlaflos.

Die ersten warnenden Erscheinungen der solcherart zustande gekommen Managerkrankheit sind Kopfschmerzen, innere, nicht mehr zu beherrschende Unzufriedenheit und Ruhelosigkeit, Konzentrationsschwäche und Widerwillen gegen alles und gegen jeden mit leichter Aufregbarkeit, Verlust des Humors. Die Arbeit, die früher noch zu befriedigen vermochte, ja Freude machte, diese Arbeit wird nun zu qualvoller Last. Dies sind die ersten Erscheinungen, bei denen man schon aufmerksam werden sollte. Wird nun nicht endlich eine erholsame Pause eingeschaltet, dann treten schließlich als zweite Stufe der Managerkrankheit angstvoll und besonders in der Nacht empfundene Herzschmerzempfindungen auf, Durchblutungsstörungen vieler Art, nervöse Schweißausbrüche, Schwindelanfälle. Das dritte, vollends alarmierende und nun endlich den Kranken zur Ruhe und zu ärztlicher Behandlung zwingende Stadium der Managerkrankheit ist durch anfallsweises Herzversagen, durch Bluthochdruck und Kreislaufkrisen, durch Angina pectoris, Nervenzusammenbruch oder gar einen Schlaganfall gekennzeichnet. Jetzt also hat sich die lang fortgesetzte Mißachtung der biologischen Notwendigkeiten des Menschen gerächt. Im Zusammenbruch erzwingt sich die vergewaltigte Natur ihr Recht auf Ruhe und Erholung, das ihr bislang verweigert worden war. Oft genug aber ist leider der Zusammenbruch so folgenschwer, daß eine volle Genesung nicht mehr möglich ist.

HAUTKRANKHEITEN: Mit Erstaunen las ich als Schüler in einer Zeitung, daß ein Gasvergifteter, dessen Lungen bereits in einem erheblichen Maße zerstört gewesen seien, trotzdem noch lange weitergelebt habe. Denn die Haut habe einen großen Teil der Arbeit der Lungen übernommen und — so fügte man hinzu — auch einen Teil der Nierenfunktionen. Kurze Zeit darauf hieß es in einem Unfallbericht, daß einem Unglücklichen etwa ein Drittel seiner Hautoberfläche verbrüht worden sei. Den Funktionsausfall von einem Drittel der Haut kann ein Mensch im allgemeinen nicht überleben.

Diese beiden Berichte gaben mir damals sehr zu denken. Die Haut, so wurde mir klar, ist also mehr als nur ein bloßes Kleid, das den Körper umgibt. Sie ist ein Organ, das aktiv bestimmte Aufgaben zu verrichten hat und dessen Wohl und Wehe vom Gesundheitszustand des Körpers abhängt. Umgekehrt hängt aber auch die Gesundheit des ganzen Körpers und einzelner Organe vom Zustand der Haut ab! Bei einem Hautleiden werden wir sofort nach konstitutionellen oder allergischen Grundursachen oder nach Zeichen von Stoffwechsel- oder Infektionskrankheiten fahnden. Die Dermatologen sprechen gern von dem ,magischen' Organ. Denn die Haut ist ein empfindliches Endorgan des vegetativen Nervensystems, da entwicklungsgeschichtlich die Nervensubstanz aus der Haut hervorgegangen ist. Sie verfügt über ein besonderes Ausdrucksvermögen, das dem Arzt häufig erlaubt, sich ein Urteil über den inneren Körperzustand zu bilden. Der Hautkranke leidet auch seelisch unter seinem Zustand. Denn selbst der moderne Mensch empfindet einen Hautkranken als einen ,Gezeichneten', was dadurch verstärkt wird, daß der Patient zur Behandlung in eine Arztpraxis geht, die durch ein Schild „für Haut- und Geschlechtskrankheiten" gekennzeichnet ist.

Die Hauptgruppe der Hautleiden ist mit den Ekzemen, der Schuppenflechte, der Nesselsucht, den Hautüberempfindlichkeiten, der Geschwür- und Furunkuloseneigung sowie dem

Erysipel (Rose) gegeben. Die übliche hautfachärztliche Kunst erschöpft sich hauptsächlich in der Diagnostik und Linderung der Beschwerden. Die Behandlungserfolge durch Verwendung von Salben, Pinselungen und Bestrahlungen sind — zum Beispiel bei der Psoriasis (Schuppenflechte) — zugegebenermaßen absolut unbefriedigend. Hautkrankheiten: „sie kommen und gehen, wie es ihnen beliebt", „Launenhaftigkeit der Erfolgsaussichten" liest man in fachärztlichen Stellungnahmen. Dies erscheint uns aber gar nicht erstaunlich, wenn wir bedenken, daß durch solche Maßnahmen nur äußerlich auf die Symptome eingewirkt wird. Hingegen greift das Heilfasten an des Übels Wurzel. Gleichviel, ob die Ursache der Hautkrankheiten in der Konstitution, in der Überempfindlichkeitslage, in einem Stoffwechselleiden oder in einer Infektionskrankheit zu suchen ist: Das Heilfasten setzt den Schlüssel energisch und erfolgreich bei allen genannten Ursachen an, und dieser Schlüssel paßt und schließt ausnahmslos, selbst wenn ein gemischtes Krankheitsbild vorliegt.

Der Arzt, der in einer Fasten-Kuranstalt längere Zeit hindurch Erfahrungen sammeln konnte, steht der Therapie von Ekzemen und Psoriasis ausgesprochen zuversichtlich gegenüber. Die Heilfastenbehandlung ist hier um so erfolgreicher, je weniger die Hautkrankheit mit zu vielen dermatologischen und radiologischen Prozeduren (zum Beispiel Röntgenstrahlen) ins Innere des Hautorgans und des Gesamtorganismus hineingerieben und hineingebrannt worden sind. Am besten und dankbarsten reagieren die noch nicht zu sehr „anbehandelten" Krankheitsfälle. Allerdings ist es notwendig, daß innerhalb der folgenden ein bis zwei Jahre zwei bis drei Wiederholungen der längeren, strengen Kur durchgeführt werden. Wenn auch nicht immer in der ersten Kur der volle Erfolg eintritt: Die feuchten entzündlichen Stellen werden trocken, der Juckreiz (anfangs unter der Reaktion verstärkt) hört auf, die psoriatischen Herde schuppen ab; alle betroffenen Stellen gehen in ihrem Umfang zurück, ja die größte Zahl von ihnen verschwindet schließlich.

Es ist aber möglich, daß einmal hier oder dort ein kleiner Ekzem- oder Psoriasis-Herd bestehen bleibt. Das darf uns keinesfalls entmutigen und enttäuschen. Denn der Körper will sich gemäß seiner Konstitution und seiner besonderen Stoffwechsellage ein kleines Notventil noch immer offenlassen. Solcher möglichen Notventile gibt es ja noch mehrere (zum Beispiel Schweißfuß, vasomotorischer Schnupfen). Eine kranke Hautstelle, die bestehen bleibt, zwingt den Träger, in der gewissenhaften Beobachtung einer vernünftigen Lebens- und Ernährungsweise nicht zu erlahmen. Dann aber wird eines Tages als Belohnung solcher Sorgfalt auch dieser Rest verschwunden sein.

Mit welchen Mitteln können wir während der Heilfastenkur die Heilung der Hautkrankheiten unterstützen? Der Fastende reagiert erfahrungsgemäß besonders günstig auf homöopathische Arzneien. In diesem besonders sensibilisierten Zustand wird mit Hochpotenzen (zum Beispiel Sulfur, Ameisensäure) seine Konstitution umstimmend ordnend angepackt. Aber auch Reizkörperbehandlungen durch Eigenblut- und Eigenurininjektionen können vorteilhaft und umstimmend wirken. Der Ackerschachtelhalm (Equisetum arvense) wird als angenehm, lindernd und dem Ekzem-Heilungsprozeß förderlich empfunden bei örtlicher Anwendung in Form einer Teeauflage oder als Sitz- oder Vollbad in Schachtelhalmtee. Das Badewasser soll nicht über 38 Grad Celsius heiß sein!

Wie viele Menschen leiden unter unreiner Haut, Hautgrieß und Aknepusteln. Während der Fastenkur kann man einen Versuch machen, durch ein Weizenkleie-Bad diese Unreinlichkeiten abzustoßen. Man nimmt dann 250 g Weizenkleie, 200 g Eichenrinde, 100 g Malve, 100 g Eibisch, 100 g Kamillenblüten, läßt erst die Weizenkleie aufkochen, gibt dann die anderen Kräuter dazu, läßt zehn Minuten ziehen und gießt den filtrierten Absud ins Badewasser, das auch nicht über 38 Grad Celsius sein sollte. Kräftiges Bürsten, immer zum Herzen hin, erhöht die Wirkung. Nach jedem Bad ist eine Einreibung oder leichte Massage mit einem milden, guten pflanzlichen Hautfunktionsoel zu empfehlen. Wenn der Hautgrieß durch Baden und Bürsten nicht völlig entfernt wird, dann reibt man mit einem Bimsstein in kleinen Kreisen mit geringem Druck diese Stellen ab und fettet anschließend ein wie oben beschrieben.

Was hat man nun nach dem Heilfasten zu beachten, um eine Rückkehr des Hautleidens zu verhindern? Die Kost soll möglichst Gewürze und Kochsalz sowie Schweinefleisch und Wurst meiden. An Stelle des Kochsalzes kann eine milde Salzung mit Meersalz oder Titro-Spezialsalz treten. Die Ernährung sollte rohkost- und obstreich sein, und viel Ballaststoffe und dafür wenig Eiweiß enthalten und überwiegend alkalisch sein (Tomaten, Obst, Kartoffeln, Karotten, Süßmoste, Milch). Man sollte nicht mehr essen, als bis zur Sättigung des Hungergefühls erforderlich ist. In der Fastenkur sind meistens wöchentliche Darmbäder zu empfehlen, und am Ende des Fastens sollte eine Regeneration der Dickdarmflora mittels Coli-Lebendvaccine in dickdarmlöslichen Kapseln beginnen. Wie häufig ist eine Ekzem-Ursache im gestörten Darm-Milieu zu suchen!

Die übrigen Vorschläge sind bekannt: Hautpflege, zu der auch das Trockenbürsten gehören sollte, wohldosierte Licht- und Luftbäder. Völlige Alkohol- und Tabakabstinenz. Weiterbehandlung mit geeigneten homöopathischen Arzneien.

Wenn sich der Patient konsequent an die Regeln der Lebens- und Ernährungsweise hält, die ihm sein Arzt für die Nachfasten- und Aufbauzeit mitgibt, so werden die kranken Stellen der Haut ohne Zwischenfall einschmelzen und schließlich ausheilen.

Die Dermatologen nennen die Haut aus ihren Erfahrungen heraus auch gern das ‚magische Organ', weil sie in entwicklungsgeschichtlicher Hinsicht eine große äußere Endfläche des Nervensystems ist. Aufregungen, Ärger und die vielen kleinen und großen Spannungen des Alltags spiegeln sich gern im Hautzustand wieder. So zwingt uns dieses große ‚nervöse Endorgan', zur inneren krampflosen Ausgeglichenheit zu streben. Jährliche Heilfasten-Wiederholungskuren sorgen für die Reharmonisierung des inneren und die Regeneration des äusseren Menschen.

Von allen Krankheiten der Verdauungsorgane ist die STUHLVERSTOPFUNG die verbreitetste. Dem Arzt begegnet es häufig, daß die darunter Leidenden dieser Erscheinung gar kein besonderes Gewicht zumessen. Sie halten ein tägliches Einnehmen von Abführmitteln für normal. Andere dagegen halten es für völlig in Ordnung, wenn sie jeden zweiten oder gar dritten Tag nur einmal spontan Stuhl entleeren. Dabei sollten wir normalerweise dreimal täglich eine Darmentleerung haben. Warum? denken wir an die Mahlzeiten: dreimal täglich *Einfuhr*, also, grob gesagt, auch dreimal täglich *Ausfuhr!* Eine große Anzahl von Krankheiten und Ärgernissen hat ihren Ursprung im Darm, insbesondere Kopfschmerz, Rheuma, Gelenkrheuma, ja auch Herz- und Nierenleiden, Hautunreinheiten und selbst häufig die gefürchtete Krebskrankheit. Der Araber nennt das Magen-Darm-Gebiet den „Vater der Trübsal"; der große Forscher Metschnikoff rief seinen Schülern zu: „Der Tod sitzt im Darm!" — „An den mannigfachen Übeln der Welt, an schlechten Noten, an Ehezwist, an Melancholie, an Unfällen, Selbstmorden, geschäftlichem Versagen und politischen Mißerfolgen ist oft nichts anderes schuld als schlechte Verdauung," stellte schon der 1927 verstorbene Kliniker Franz Penzoldt fest. Die einseitig unter dem Gesichtspunkt des Gaumenkitzels zusammengestellte chemisch konservierte, gefärbte, verwürzte und totgekochte Kost, dazu noch schlecht gekaut und zu

wenig eingespeichelt, „ist das Mistbeet, auf dem die Sprech-
stundenfrüchte des Arztes reifen" (O. Buchinger sen.). Die lebensnotwendige gesunde Darmbakterienflora entartet. Abnor-
me Gärungs- und Fäulnisvorgänge blähen den Darm auf, ver-
ursachen oft kolikartige Schmerzen in der Leber-, Magen- oder
Milzgegend, beklemmen die Atmung, behindern das Herz und
stauchen es nach oben. Sehr bald beginnen Rheuma, Kopfschmerz und allgemein schlechtes Befinden. Nun werden
mancherlei Tabletten der pharmazeutischen Industrie einge-
nommen. Diese aber bringen das Darmbakterien-Milieu vollends aus dem Gleis. Damit hat der Teufelskreislauf eingesetzt,
der häufig nicht eher ruht, bis der Patient am Rande der Verzweiflung und krankenhausreif ist. Der Darm ist ein stark
überdehnter, verstopfter Wind- und Kotsack geworden, der
schließlich auch die Anhangsorgane wie Leber, Gallenblase
und den drüsenähnlichen Wurmfortsatz in seine Verelendung
abgleiten läßt. Vom Darm aus werden Blut und Gewebe fortlaufend vergiftet. Die Schädigung der Darmbakterien läßt
schließlich auch mancherlei Störungen der Hautnerven eintreten (Vitamin-B-Mangel) — eine in der Zeit der stark indu-
strialisierten, an Naturwerten verarmten Kost häufige Erscheinung. Selbst der Fastende, der nicht an Stuhlverstopfung leidet, ist höchst erstaunt, welche Mengen verhärteter alter Ablagerungen noch aus den Dickdarmtaschen bis über die Mitte
der Kur hinaus den Darm verlassen.

Was sollen wir da tun? Zunächst ist eine Untersuchung des Zustandes der Darmbakterienflora erforderlich.
Dann Fasten! Vorsichtige Darmbäder mit speziell zusammen-
gestellten Tees, homöopathischen Arzneien, zur Lockerung
des Magen-Darm-Gebietes Atem- und Entspannungsübungen.
Ein bis zwei Tage vor dem Fastenbrechen beginnen wir damit,
den Darm gewissermaßen neu mit einer gesunden Bakterienflora auszustatten, indem wir anfangs täglich zwei, dann täglich jeweils eine dickdarmlösliche Kapsel verschlucken, die
mit hilfsbereiten bakteriellen Untermietern gefüllt ist. Sie
schaffen nun wieder eine „freundliche Atmosphäre", siedeln

sich an und helfen uns, die gesunde Kost zu verdauen. Ja, darauf kommt es jetzt entscheidend an. Der Darm ist unser natürlicher Wurzelbereich, den wir mit naturnaher Kost pflegen müssen, um gesund zu bleiben. Die Sulfonamide und Antibiotika (zum Beispiel Penicillin) wirken sehr schädlich auf den Darmzustand. Aber auch dem Weißzucker und den Zuckerwaren gegenüber ist Vorsicht am Platz. Schon eine dreiprozentige Zuckerlösung hemmt und schädigt nachweisbar das lebensnotwendige bakterielle Milieu unseres Darms.

Wir leben im Zeitalter der wiederentdeckten seelisch-körperlichen Krankheitszusammenhänge. Insbesondere der Magen und der Darm sind gar häufig die Bühne, auf der sich Aufregungen, Ärger und die mancherlei Spannungen des Alltags auswirken wollen, zum Beispiel in Form von Geschwüren oder Verstopfung. So zwingt uns also auch der Darm, zur inneren Ausgeglichenheit zu streben. Natürliche Abführmittel, falls überhaupt noch erforderlich: Leinsamen (gut kauen!) und gehackte, eingeweichte Feigen (eventuell sogar in Pflanzenöl eingelegt und gequollen). Häufig wirken auch reife (also nicht grüne) Oliven gut, durch ihren natürlichen Ölgehalt. Aber sie müssen vorher kräftig gewässert werden. Jedoch auch Haselnüsse, Waerland-Vollkornbrot (aus Weizen, Gerste, Roggen, Hafer) und eingeweichte Trockenpflaumen werden als natürliche Stuhlregelungsmitte sehr gelobt — vorausgesetzt freilich, daß man mit Inbrust kaut.

Bei Magen-Darm-Geschwüren ist im allgemeinen eine regelrechte Fastenkur nicht angezeigt, dafür eher eine erholsame, beruhigende Atmosphäre, besondere natürliche Diät (Kartoffel-Rohsäfte) und fachärztliche Behandlung. Ähnliches gilt meist auch für die Magenschleimhautentzündung (Gastritis). Ungeachtet der oft guten Resultate der Fastenbehandlung von Dünn- und Dickdarmkrankheiten kann doch stets erst nach genauer ärztlicher Untersuchung und Beratung eine Enscheidung gefällt werden. Wird das nicht beachtet, so werden Enttäuschungen nicht erspart bleiben.

Bei den bronchialasthmatischen Krankheitsbildern wirkt das Heilfasten mildernd, lösend und meist auch heilend. Selbst das allergische und im allgemeinen schwer zu beeinflussende Asthma wird häufig durch das reizdämpfende Fasten gebessert. Die seelische Führung ist aber während der Kur von großer Bedeutung, denn fast alle bronchialasthmatischen Zustände haben eine störende, ja verschlimmernde psychische Komponente. Sich mit ihr erfolgreich auseinanderzusetzen heißt erst wirklich Heilung für den Patienten erwirken. Homöopathische Mittel unterstützen die Behandlung; noch wirksamer ist aber hier der individuell und pädagogisch richtig angesetzte Atemunterricht. So sind also Fasten, vernünftige Bewegung in frischer Luft, froher Mut, gelöstes, ergiebiges Atmen für den Asthmakranken die Sprossen auf der Leiter zur Genesung.

Unter Allergie werden Überempfindlichkeitserscheinungen verstanden, teils angeboren, teil erworbener Art. Nicht nur Bronchialasthma, sondern auch Heufieber, Heuschnupfen, Nesselsucht, manche Formen von Hautschwellungen gehören zu den allergischen Krankheiten. Auch bei diesen Erscheinungen greift das Heilfasten zusammen mit der homöopathisch-arzneilichen Behandlung ausgesprochen günstig ein. Die Überempfindlichkeit des Organismus gegen bestimmte Stoffe wird gemildert. Die Krankheitserscheinungen werden erträglicher gemacht.

Bei der Besprechung der KRANKHEITEN DER NIEREN UND DER ABLEITENDEN HARNWEGE können wir uns im wesentlichen an den Satz von Otto Buchinger sen. halten: „Der Urin des Fastenden heilt seine eigenen Wege." Nierensand, Nierengrieß und auch Steine bemüht sich der Körper während der Kur abzustoßen. Ähnliches erleben wir auch mit den Konkrementen in der Gallenblase. Mit einer Morphiumspritze muß der Fastenleiter dann manchmal eingreifen, um das Lösen der Steine zu erleichtern. Nicht nur die akute Nierenentzündung, sondern auch ihre bereits chronischen Formen werden durch das lange Fasten heilsam beeinflußt. Bei der Schrumpfniere wirkt das Fasten lebensverlängernd. Allerdings kann nur ein erfahrener Arzt den Erfolg beurteilen; denn es ist kein günstiges Zeichen, wenn der erhöhte Blutdruck der Schrumpfnierenkranken sich unter dem Einfluß des langen Fastens nicht senken will. Aber selbst hier verbessert das Fasten das gesamte Befinden. Die Wasseransammlungen in den Geweben werden verringert. In allen Fällen von Nierenkrankheiten ist jedoch nach dem Fasten eine besondere Diät anzuordnen, die über eine längere Zeit hindurch anzuwenden ist. Bestimmte homöopathische Arzneien wirken meistens sehr günstig. — Im großen und ganzen ist zu sagen, daß die Fastenkur bei Krankheiten der Nieren und der ableitenden Harnwege eine besonders genaue Diagnosestellung erfordert. Je nach dem Ergebnis dieser Diagnose kann der Arzt eine gezielte Fastenkur ansetzen und durchführen.

Das gleiche gilt bei FRAUENKRANKHEITEN. Die Herkunft auffälliger Erscheinungen wie Unterleibsschmerzen, Anschwellungen, Blutungen oder Blutungsunregelmäßigkeiten muß erst geklärt werden. Die Fastenkur entfaltet bei WECHSELJAHRSBESCHWERDEN die denkbar besten Wirkungen. Wegen der mangelhaften Produktion der Eierstockhormone, verbunden mit Fettleibigkeit, suchen viele Patientinnen in jährlicher Wiederholung mit Erfolg eine Fastenkuranstalt auf. Die „Wunderkur" leistet noch viel mehr: die Neigung zu Schwangerschaftserbrechen wird gemildert, ja häufig sogar beseitigt, ebenso die Neigung zu Fehlgeburten. Die Erfahrung lehrt, daß gutartige Geschwülste der Gebärmutter, wie zum Beispiel das Myom, im längeren Fasten Tendenz zur Verkleinerung zeigen.

Im Gegensatz zu einer recht verbreiteten Ansicht rechnen Zustände nach Geschlechtskrankheiten und deren intensiver Behandlung ebenso wie Zustände nach starkem Medikamentengebrauch zu den Anzeigen des Heilfastens.

In ähnlicher Weise wirkt die Regenerationskur nicht nur auf die vielfältigen chronischen Vergiftungszustände günstig, die sich aus dem Arzneimittelmißbrauch herleiten, sondern der große Reinigungsbesen wirkt auch segensreich auf die Folgen chronischen Alkohol- und Tabakmißbrauchs. Die „bitteren Tatsachen über den Alkohol" (Hoppe) sind weithin, diejenigen über die heimtückischen Wirkungen des Tabaks hingegen meist weniger bekannt. Wer aber unter einer Tabak-, Alkohol- oder Morphium-Sucht bereits seine Willenskraft völlig eingebüßt hat, kann auch von der Heilfastenkur kaum eine wesentliche Besserung oder gar Heilung erwarten.

Bei der Besprechung der sogenannten Nervenleiden müssen wir nun ganz besonders die MIGRÄNE und die CHRONISCHEN KOPFSCHMERZEN erwähnen, die in den meisten Fällen unter der gleichzeitigen homöopathisch-arzneilichen Behandlung vorzüglich auf das heilende Fasten reagieren. Zu Beginn der Kur hat man den Eindruck, als bäume sich die Krankheit noch einmal reaktiv auf. In der folgenden Zeit treten die Anfälle fast ausnahmslos seltener und leichter auf, um häufig nach ein bis zwei Kurwiederholungen vollständig geheilt zu sein. Freilich ist eine Änderung der Lebens- und Ernährungsweise eine Bedingung. Wer zu Hause dieselben Fehler macht wie früher, wird auch früher oder später nach dem Fasten wieder seine Rückfälle haben. Die bewährtesten homöopathischen Mittel zur Behandlung der Migräne sind Gelsemium, Iris versicolor, Digitalis oder Spigelia.

Ähnlich erfolgreich fasten dürfen häufig die Kranken, die unter Neuralgien, Nervenentzündungen, nervösen Störungen mannigfaltiger Art, ja auch solche, die unter chronischer Schlaflosigkeit leiden. Allerdings müssen die letzteren eine anfängliche, aber vorrübergehende reaktive Verschlimmerung ihrer Schlaflosigkeit in Kauf nehmen; auch hier wirkt die Unterstützung durch homöopathische Mittel manchmal Wunder.

Man traut den Neurasthenikern kaum zu, daß sie gute

Fastenpatienten seien. Aber sie fasten dennoch im allgemeinen besser, als man glaubt. Wenn sie auch nicht immer ihre quälenden seelischen Erscheinungen völlig verlieren, so mildern sich diese Beschwerden doch meistens. Die seelische Betreuung und die lösende Aussprache mit dem Arzt spielen allerdings eine Hauptrolle. Bei manchen Neurasthenikern aber, wie vor allem praktisch bei sämtlichen echten Formen der Hysterie, scheint das verkrampfte seelische Gefüge eine besondere Art einer aushilfsweisen Stabilisierung zu sein, die aus einer inneren Notlage des Organismus geboren ist. Dieses gefährliche „Notverordnungs-Gleichgewicht" darf durch das Fasten nicht gestört werden. Es ist eben unerläßlich, daß der Fastenarzt auch ein guter Menschenkenner sein muß. Sonst wird er bei schweren Formen der Neurasthenie und bei einer echten Hysterie große Schwierigkeiten erleben.

Bei der schwelenden Krebsbereitschaft (Praecancerose) ist die Heilfastenkur die Methode der Wahl. Selbst nach einer rechtzeitig erfolgten und gut geheilten Krebsoperation sollte man (wenn sonst keine Gegenanzeige vorliegt) die noch immer weiter bestehende Krebsbereitschaft „wegfasten". Vor allem aber muß spätestens jetzt jeglicher Tabakgenuß vermieden werden, denn im Tabakteer sind das stärkstens krebserzeugende Benzpyren, aber auch Anthrazen, Phenanthren und Kreosot enthalten. Daß man zur Krebsvorbeugung tunlichst sämtliche mit Steinkohlenteer gefärbten verdächtigten Nahrungsmittel meidet, wurde bereits in der Öffentlichkeit ausführlich diskutiert. Dem hat auch der Fastenarzt wenig hinzuzufügen.

Es bedarf keiner ausführlichen Besprechung mehr, um die günstige Wirkung des Heilfastens auf die mannigfaltigen einzelnen und kombinierten Formen der DRÜSENSTÖRUNGEN darzulegen; denn das Fasten regt den Dirigenten des großen Orchesters der Drüsen und drüsigen Organe an. Die Drüsen, die überbetont arbeiten, werden gedämpft und andere wiederum, die träge arbeiten, werden neu angeregt. Kurz, dem im Fasten wirksamen Gesetz der Ausgleichung folgend, strebt der Organismus danach, den Hormonhaushalt zu reharmonisieren.

Hier sei auch erwähnt, daß im allgemeinen solche Kranke, die unter einem hinter dem Brustbein vordringenden Kropf an Atembeklemmung leiden, durch ausgiebiges Fasten um die drohende Operation herumkommen können. Es handelt sich allerdings dabei um sogenannte parenchymatöse (Colloid-) Kröpfe.

Basedowkranke bilden aber eine Ausnahme. Sie dürfen nicht fasten.

Häufig hört und liest man von der Notwendigkeit sogenannter Frühjahrskuren. Im Spätherbst und Winter bieten sich den meisten Menschen weniger Gelegenheiten zu ausgiebiger Bewegung und guter Atmung in frischer Luft. Man sitzt viel in schlecht gelüfteten und überheizten Räumen. Licht, Luft, Bewegung und eine ergiebige Atmung fehlen. Der Stoffwechsel leidet Not, und es mangelt an den so wichtigen Ausscheidungsvorgängen. Aber nicht nur in all diesen Punkten hapert es: Da die Zufuhr frischer Obst-, Salat- und Rohkost fehlt, mangelt es nun an Vitaminen, Mineralien und Spurenelementen. Die Folge ist eine typische, schon oft ausführlich geschilderte Form von Erschöpfungszuständen, Müdigkeit, Unlust, geringer Leistungsfähigkeit, Depressionen, Kopfschmerzen und so weiter.

Auch hier heißt es Heilfasten! Und dann: Mit Frischkost vitaminreich aufbauen!

Wann darf man nicht fasten?

Siehe auch Kapitel „Warnung vor Herdstreuungsgefahren".

Wir hätten es leichter gehabt, an Stelle der aufgezählten Eignungen zum heilenden Fasten lediglich die Gegenanzeigen aufzuführen; denn das sind nur recht wenige. Sie liegen in erster Linie in der Person des Patienten begründet. — Ich nenne die Schizophrenie und die Psychose der Wechseljahre. Die früher durchgemachten Schübe einer Schizophrenie oder der Wechseljahre tarnen sich gern in dem Vorbericht des Kranken als „Nervenzusammenbruch". Hier muß man besondere Vorsicht walten lassen, weil sonst ernste Zwischenfälle, gelegentlich sogar Selbstmordgedanken während des Fastens aufkommen können.

Große Schwierigkeiten machen uns häufig die schweren Formen der Neurasthenie, ebenso wie dem Schwachsinn und — wie Riedlin sagte — die Krankheit, gegen welche die Götter selbst vergebens kämpfen. Insbesondere müssen wir aber die echte Hysterie als Gegenanzeige des Fastens im Auge behalten.

Nicht nur von daher, sondern auch von charakterschwachen Psychopathen werden wir unangenehme Überraschungen zu erwarten haben, wenn wir sie fasten lassen. Vor ihnen sei gewarnt, weil sie sich unter Beschwörungen des Arztes häufig zum Fasten geradezu drängen. Abenteuerliche und dramatische Zwischenfälle und sogar Prozesse sind da mitunter Zwischen- und Nachspiele.

Höheres Alter ist k e i n e Gegenanzeige des Fastens — lediglich die Altersschwäche ist es! Und diese kann beim von der Überzivilisation ausgehöhlten, zerschlissenen und aufgebrauchten modernen Menschen sogar schon weit vor dem biologischen Altern auftreten. Dieser viel zu früh altersschwach Gewordene kann nicht fasten, während aber der „jugendliche

55

Greis von sagen wir 87 Jahren, der vernünftig gelebt hat, auch in diesem Alter gut fasten kann. Von seinem Organismus wird man noch eine erfolgreiche und steuerbare Reaktion auf den heilsamen Anruf des Fastens erwarten können.

Folgende klassische Fastengegenanzeigen bedürfen hier keiner besonderen Begründung mehr: Tuberkulose, Krebs, Abmagerungszustand, Basedow, eine noch nicht länger als ein Jahr überstandene Diphtherie (Gefahr der Rückvergiftung durch Entspeicherung von Diphtherietoxin mit daraus entstehendem Herzmuskelschaden); frisches Magen-Darm-Geschwür, vor allem das mit Hungerschmerz, zu starke Abmagerung im Alter; Diabetiker mit einem bereits sehr hohen Insulinverbrauch sollen vom Fasten absehen ebenso wie Gelenkrheumatiker, die schon zu lange bettlägerig sind, und überhaupt Kranke, von deren Organismus kein ersprießliches, reaktives Echo mehr auf den starken Anruf des Fastens zu erwarten ist.

Gewiß ist es manchem Leser aufgefallen, daß wir die Krebs-Krankheit nicht unbedingt zu den absoluten Gegenanzeigen des Fastens rechnen. Praktisch wird dennoch selbst ein erfahrener Fastenarzt bei Krebs, ja sogar bei begründeten Krebsverdacht, nicht fasten lassen. Aber es mag vielleicht einmal eine Zeit kommen, in der man bei bestimmten Krebsstadien sogar mit Erfolgserwartung fasten lassen wird! Der gute Einfluß der reinigenden Heilfastenkur beim Zustand der schwelenden Krebsbereitschaft gibt uns doch zu denken, ebenso auch der gewiß krebshemmende und eventuell sogar krebsabbauende Einfluß des sauren Milieus der acidotischen Fastenphase auf die an ein anderes Milieu gewöhnten Krebszellen. Aber: Wenn man je dazu kommen sollte, die Krebskranken in therapeutischer Absicht fasten zu lassen, so doch nur bei noch nicht abgezehrten Kranken.

Keine Angst vor dem Hungergefühl

sagen uns die erfahrenen Faster. Denn sie erleben es ja immer wieder, daß sie während der Kur am Tisch ihres erstaunten Besuchs sitzen und diesen ungerührten Sinnes essen sehen können. Der Fastenpatient lacht, wenn man sich nach seinen „Qualen" erkundigt. Und dem Laien mag es geradezu paradox klingen, wenn er hört, daß sich mit fortschreitender Fastendauer — also mit zwei, drei, ja vier Fastenwochen — auch fortschreitend der Zustand der Bedürfnislosigkeit vertieft. Der Fastende braucht — abgesehen von den ihm ärztlich verordneten Getränken — gar nichts! Wenn er aber einmal „sündenfällig" wird und aus der vorgeschriebenen und bewährten Fastendisziplin ausbricht, dann freilich kann ein starkes Hungergefühl die prompte Quittung sein oder gar ein unangenehmer Krisenzustand mit Katzenjammer. Der eine oder der andere wird vielleicht auch in der Kur seinen gewohnten Bohnenkaffee nicht missen wollen. Trinkt er ihn heimlich, so setzen starke Hungergefühle ein. Denn Coffein lockt den Magensaft, und dieser wiederum setzt den Verdauungsapparat kräftig in Bewegung. Kliniken und Krankenhäuser verwenden ja zu diagnostischen Zwecken, um Magensaft hervorzulocken, das sogenannte „Coffein-Probefrühstück". Sollten aber bei ‚artigen' Fastern in der Kur hartnäckige Hungergefühle auftreten, so genügt meist eine drastische Beseitigung der Kotrestbestände aus dem Darm. Diese Reinigungsarbeit vertrauen wir einem Darmbad oder einer erneut verabreichten Portion Glaubersalz an (40 Gramm in 3/4 Liter heißen Wasser auflösen). Das macht dann dem lästigen Zustand ein Ende.

Wir waren uns darüber klar, daß während des regelmäßigen Fastens im allgemeinen keine Hungergefühle auftreten. Nun wollen wir den Versuch machen die Hungergefühle einmal näher zu analysieren, weil es deren nämlich echte und unechte gibt. Echtes Hungergefühl entsteht aus dem wirklichen Nahrungsbedarf und stammt somit aus der Weisheit des inneren Arztes, der den Betrieb des Körperhaushalts aufrechterhalten will. Im Fasten jedoch steht der gesamte Organismus unter einem höheren Gesetz, nämlich dem der Schlackenbeseitigung und der allgemeinen Regeneration! Und wie — in der Sprache der Juristen — Bundesrecht dem Länderrecht vorangeht, so stellt das regenerativ wirkende Gesetz des Fastens, dem man sich ja freiwillig unterordnet, das höhere Gesetz dar, so daß in dieser Zeit bei ordnungsgemäßem Kurverlauf das aus dem Bedürfnis geborene Hungergefühl schweigt. Denn nun hat eben die höhere Instanz das Wort, die weisheitsvolle regenerative Pause der „Generalüberholung", das stärkere Kraftfeld des Fastengesetzes. Dem wird sich der Patient vertrauensvoll überantworten. Wenn dennoch — sagen wir angebliche — Hungergefühle auftreten, was mag dahinterstecken? Als Fastenarzt habe ich mich davon überzeugt, daß diese Erscheinungen aus dem Interesse am Essen herzuleiten sind. Rein aus dem seelischen und gedanklichen Raum heraus erzeugt es einen lustbetonten Wunsch nach Nahrungsaufnahme, ohne daß ihm aber ein echtes körperliches Bedürfnis zugrunde liegt. Unter diesen lebhaften Gedanken und Vorstellungen leiden auch jene „hungernden Faster", die besonders aufmerksam Hotel- und Restaurant-Speisekarten studieren oder sich vielleicht auch im Gespräch raffinierten Kochkünsten hingeben. Sie haben es besonders schwer! Für sie gilt das Wort: „Nur wer die Sehnsucht kennt, weiß, was ich leide!" Ohne eine innere, völlig freiwillige, unverkrampfte Bereitschaft und Hingabe an das gnadenvolle Gesetz der heilenden Fastenkur geht es eben nicht!

Da aber heute viele Menschen aus einer Verwechslung von Hunger und Appetit krank werden, wollen wir diese Frage näher betrachten. Sehr viele fettsüchtige Menschen (die meisten leiden außerdem noch unter anderen Krankheiten) sind nicht die Opfer ihres Hungergefühls, sondern Opfer ihres Appetits. Hunger ist, wie wir schon besprochen haben, der Trieb zur körpererhaltenden Nahrungsaufnahme im allgemeinen. Der Appetit dient nur zur Nahrungs-Auswahl. Wir haben diese Funktion zu einem einseitigen Zweck ausarten lassen; denn der Appetit dient uns nun überwiegend zur Suche nach leckeren und pikanten Sachen. Selbst der gefüllte Magen kann in raffinierter Weise noch zur Aufnahme besonderer Leckerbissen angereizt werden. Haben wir unseren notwendigen körperlichen Nahrungsbedarf schon im ersten Abschnitt der Mahlzeit gedeckt, so kann uns nun dennoch ein zweiter Gang über das notwendige und bereits erreichte volle Sättigungsmaß hinaus zum weiteren Essen veranlassen. Und hier fängt bereits der krankheitsstiftende, unheilvolle Fehler an — wir zivilisierten Menschen merken es gar nicht mehr. Weil wir Lust (also Appetit) auf eine unnötige weitere Essensportion hatten, haben wir Lust und Appetit mit gesundem Hunger verwechselt. Wir sehen also: Gar leicht wird die vernünftige Sättigungsgrenze durch den Appetit zur Überschreitung des gesunden Maßes betrogen. Darüber hinaus ist der Appetit ja nicht nur an Launen und Stimmungen, sondern auch an Wetter- und Temperaturschwankungen gebunden. Erstaunlich ist, daß zum Beispiel die visuellen Eindrücke einer Bahnfahrt zusammen mit dem monotonen Stoßen der Gleise die Eßlust der meisten Reisenden ungemein anzufachen vermögen. Ähnliches beobachtet man auch bei Autofahrten. Wer denkt da nicht an die Fettleibigkeit reisender Kaufleute, die noch besonders gefördert wird durch das ständige Sitzen und die meist versalzene, zerkochte Hotelkost zusammen mit der Darmträgheit. Der echte Hunger tritt nach bestimmten Zeitabständen auf, die mindestens vier Stunden betragen sollen. Der Appetit hingegen ist heutzutage ganz speziell gerichtet, seiner natürlichen Funktion entkleidet, lustbetont und häufig auch an volksmäßige Geschmacksrichtungen gebunden. Die Bedeutung des Appetits liegt eigentlich darin, eine genauere Auswahl der einzelnen Nahrungsbestandteile zu erlauben, je nach Bedürfnis und der jeweiligen Notwendigkeit des Organismus. Daraus können wir also folgern, daß uns zivilisierten Menschen die Gabe des

instinktsicheren, gesundheitssteuernden Appetits verloren-
gegangen ist.

Welche *Unterschiede*, so werden Sie nun
fragen, bestehen zwischen *Hungern und Fasten?* Diese
Begriffe werden gar zu häufig miteinander verwechselt.
Heute liegt eine Vielfalt von wissenschaftlichen Beobach-
tungen und Forschungsergebnissen bereit, um die von der
Physiologie des Hungers völlig verschiedene Physiologie des
Fastens darzulegen.

Die echte, innerlich gelöste Freiwilligkeit
ist die Voraussetzung des Heilfasten-Weges. Die sogenannte „seelische Einstellung" ist von grundlegender Wichtigkeit für die Steuerung der Stoffwechselvorgänge des Gesamtorganismus. (Daher die Notwendigkeit der Anleitung und seelischen Führung während
des Fastens.) Die Hungerzustände bewirken eine Art innerer
Zwangshaltung, und diese wiederum ruft auf dem zentral-
nervösen, dem neuro-hormonalen Weg (wie wir aus der
modernen Forschung schließen müssen) eine Fehlsteuerung
der Gewebsernährung und der Organfunktionen hervor.
Gerade die unentbehrlichen Gewebe und Substanzen werden
durch die Hungerzustände eher angegriffen und abgebaut,
während Abbauwürdiges, ja Abbaupflichtiges bestehen
bleibt und — statt ausgeschaltet zu werden — seine streuend
toxisch schädigende Wirkung verstärkt entfaltet. Aus den
vieljährigen Erfahrungen einer Fastenkuranstalt (in vierzig
Jahren weit über vierzigtausend Fastenkuren!), ferner auch
aus dem Schrifttum ist unter anderem festzustellen, daß sich
die Parodontose im Hungerzustand verschlimmert, im Fasten
jedoch bessert. Im Hunger verschlechtern sich die Blutkreis-
lauf-Funktionen, die sich im Fasten bessern. Die Fastenkur
vermag — elektrokardiographisch klar nachweisbar — Myo-
kardschäden zu bessern im Sinne einer besseren Durchblutung des Herzmuskels.

Wie vordem schon Grote und Kienle wies auch
Scheele nach, daß die Frage

Hält denn mein Herz das Fasten aus?

durch die aus vielen tausend Untersuchungen und Beobachtungen erhärtete Feststellung gemacht werden muß, daß
selbst ein lange anhaltendes Heilfasten eher als Verjüngungsmittel für Herzmuskel und Kreislauf bezeichnet werden
muß. Das geht bereits aus den grundlegenden Betrachtun-
gen hervor, die wir im Zusammenhang mit der Besprechung
der Herz- und Kreislaufkrankheiten abhandelten. Die Kurpatienten liegen nicht tagaus, tagein in ihren Betten, sie
gehen in der Zeit zwischen den ärztlich-pflegerischen An-
wendungen spazieren, ja sie wandern sogar und führen
frühmorgens nach dem Taulaufen auf derselben Wiese auch
noch eine wohldosierte Frühgymnastik unter fachmänni-
scher Anleitung durch. Also: Nicht nur, daß das Herz des
Fastenpatienten diese Kur aushält — es profitiert sogar noch
in entscheidender Weise davon. Gelegentlich wird man
gefragt, ob man Herz und Kreislauf nicht viel schneller
und wirksamer mit Strophantinspritze, mit Digitalis und
mit Bohnenkaffee aufpeitschen könne. Gewiß. Aber zweck-
mäßiger ist es, nicht so sehr den Herzmotot unmittelbar
aufzumuntern in dieser Weise mit dem möglichen Erfolg,
daß er sich schneller verbraucht, sondern durch Fasten
dem Herzmotor die Verdauungsarbeit abzunehmen. Aber
mehr noch: ihm durch die allgemein stark wirkende
Ausschwemmung im Fasten auf natürliche Weise die
Pumparbeit zu erleichtern, ferner durch die Entschlakkung des Fastens die zahlreichen Strombahnhindernisse
in den Geweben wegzunehmen. Nicht zuletzt wird auch
das überanstrengte Herz buchstäblich durch die mit
dem Fasten geradezu zwangsläufig verbundene Körper-

gewichts-Verminderung in erheblicher Weise entlastet.

Selbst ein langes *Fasten* hebt den Herz- und Kreislaufzustand. Wir kennen jedoch noch weitere auffallende Unterschiede: Im Hungerzustand wird das Zahnfleisch verändert, während sich durch Fasten die Parodontose wie andere Zahnfleischkrankheiten bessern, ja heilen lassen. Die Haut des Hungernden wird von örtlichen, machmal sogar ausgedehnten Verquellungszuständen verändert, die aber im Fasten geheilt werden können. Die Gesamtstoffwechsellage des Hungernden verschlechtert sich, während sie sich unter der Heilfastenwirkung bessert und gesund einreguliert. Wir könnten die Aufreihung auffälliger Unterscheidungen fortsetzen:

Der Hungerzustand vermag — wie Prof. Schulte (Bielefeld) darlegte — das menschliche Gehirn in Mitleidenschaft zu ziehen in der Weise, daß eine sogar oft nicht mehr rückgängig zu machende Apathie zurückbleibt. Das Fasten aber wirkt anregend auf das Gehirn und seine Tätigkeit.

Der Hungerzustand beschleunigt den Alterungsprozeß des Menschen (Prof. Böring, Hamburg), während, den klaren Untersuchungs- und Beobachtungsergebnissen zufolge, das Fasten dem Altern, vor allem dem zu frühen Altern, durch seine regenerativen Kräfte erfolgreich entgegenwirkt.

Der Hungerzustand bildet und verschlimmert Hungerödeme und bestimmte Fettansammlungen im Gewebe („lipophile Dystrophie"), während das Fasten diese Ödeme und die besonderen Fettansammlungen im Gewebe verschwinden läßt. Freilich ist es notwendig, daß ein klar und energisch gesteuerter Ernährungsaufbau sich anschließt. Hierbei ist es besonders notwendig, daß sich ein klar und energisch gesteuerter Ernährungsaufbau anschließt.

Zu vermuten ist auf Grund verschiedener Beobachtungen, daß sich ein noch nicht stark insulinbedürftiger Diabetes im Fasten bessert, während ein Hungern diesen diabetischen Zustand zusammen mit der Schädigung der Gesamtstoffwechsellage erheblich beeinträchtigen kann. Es ist ohne weiteres anzunehmen, daß noch Beweise erbracht werden können, die viel klarer und sprechender die unterschiedliche Wirkung des Hungerns und des Fastens nicht allein nur in der Physiologie, sondern vor allem auch in bezug auf die Krankheiten selbst darzutun vermögen. Nicht überall wird schon in der fortlaufenden Beschreibung klar zwischen Hungern, einer Mangel-, Miß- und Unterernährung einerseits, und dem Fasten andererseits unterschieden.

Es soll darauf verzichtet werden, einen Vergleich hier durchzuführen zwischen dem psychischen Zustand des Fastens und dem des Hungernden, wie bedeutsam und besonders ins Auge fallend dieser Unterschied auch ist. Im übrigen haben wir auch bereits oben die „seelische Einstellung" als von grundlegender Bedeutung für die Steuerung der Stoffwechselvorgänge des Gesamtorganismus bezeichnet.

Aus der Betrachtung der physiologischen Vorgänge im Fasten haben wir ersehen, daß im Fasten zuerst die krankhaften, dann die entbehrlichen Gewebe abgebaut und ausgeschieden werden. Die Gefahr eines Abbaus lebenswichtiger Gewebe ist im Fasten erst bei einer Dauer von etwa 60 Tagen gegeben (eine Fastendauer, in deren Nähe eine Kuranwendung nie kommen wird!), während ein Hungernder bereits nach wenigen Tagen in die Gefahr des Zusammenbrechens kommt. Wir müssen — vom Grundsätzlichen her betrachtet — unterscheiden, zwischen Fasten, Hungern und Nahrungsenthaltung. Da das *Fasten* einen zielstrebig und bewußt durchgeführten Vorgang bezeichnet (religiöses und gesundheitliches Fasten), ist es untrennbar

mit dem Begriff und der Erscheinung des Menschen verbunden. *Hungern* können sowohl Menschen als auch
Tiere. Es geschieht aus Entbehrung und mit einer inneren
Protesthaltung. Die *Nahrungsenthaltung* sehen wir in
der Tierwelt verbreitet und überwiegend, wenn nicht gar
völlig instinktgeleitet und rein naturbedingt: nicht nur bei
kranken und verletzten Tieren, sondern auch bei der Gelegenheit des Winterschlafs oder der „Stoffwechsel-Sparumstellung" (sit venia verbo), die vor sich geht, wenn eine
Überdauerung eintreten soll. (Wir vermuten, daß hier anschließt das Geheimnis der erstaunlich langen Lebensfähig-
keit und Zähigkeit einzelliger tierischer und pflanzlicher
Lebewesen, die sich zu dem Zwecke sogar zu Sporenformen
umwandeln.) Wir dürfen diese Bemühungen der Natur zur
„Überdauerung", wie ich sie nennen möchte, nicht ohne
weiteres dem Hungern oder gar dem Fasten gleichsetzen —
es handelt sich hier um drei gänzlich verschiedene
Vorgänge mit verschiedenen Gründen und zu verschiedenen Zwecken.

Des Interesses halber sei zum Thema „Nahrungsenthaltung" zum Zwecke des „Überdauerns" vermerkt, daß
die Zoologen folgendes festgestellt haben: Die Bettwanze
kann sich um 6 Jahre, also 2190 Tage, der Nahrung enthalten, verschiedene Käfer bis zu 4 Jahren (also 1460 Tage), Fische etwa 3 Jahre (also 1095 Tage), verschiedene
Schlangen über 2 Jahre (also 730 Tage), Schildkröten um
500 Tage und verschiedene Frösche etwa 365 Tage.

Warnung vor Herdstreuungsgefahren

Leider macht der Fastenarzt nicht selten die
Beobachtung, daß sein Patient in der Kur auffällige Stei-
gerungen der Körpertemperatur bekommt, sich „grippös"
fühlt, wiewohl er sich nicht inzwischen erkältete. Kopf-

Rheumatorien und die überlasteten Schwerkrankenabteilungen der Rheumabadeorte gemahnen uns daran, daß das bloße Wissen um die zahnwurzelverursachte Streuherdvergiftung nicht Macht, sondern Ohnmacht bedeutet.

Der Arzt und gerade auch der Fastenarzt (da das Heilfasten häufig wie ein unfreiwilliger und umfassender Herdtest wirkt) müßte eine Persönlichkeit unbestechlicher Autorität über die ihm anvertrauten Patienten sein und sie veranlassen, sich mit Hilfe des Zahnarztes gegebenenfalls radikal der nervtoten Zähne zu entledigen. Da sollte man weder zaghaft noch ängstlich sein. Das Risiko ist bedenklich, die Folgen sind schmerzhafter und die Geldausgaben für die unwiederbringlich geschädigte Gesundheit noch höher als die Kosten der Prothetik. Von der geminderten Leistungsfähigkeit und Lebensfreude wollen wir schweigen.

Welche den Patienten inspirierende Kraft der Überzeugung, welcher Ansporn zu entschlossener Tat gehört zur radikalen Therapie, — aber auch — welche Neigung zum faulen, bequemen und gefährlichen Kompromiß droht da täglich!

Selbstverständlich (wir besprachen es gerade auf Seite 26) müssen wir noch nach möglichen anderen Streuherden fahnden. Jedoch lehrt die ärztliche und zahnärztliche Erfahrung, daß viel mehr noch als andere Stellen nervtote Zähne (und auch noch durchnervte, jedoch entzündlich impalltierte Weisheitszähne) zur Streuherdverseuchung des Körpers neigen.

Aus der Fülle der Beobachtungen und Überlegungen müssen wir die Folgerung ziehen, daß das Heilfasten kaum einen beginnenden Zahnstreuherd ausheilen kann, wohl aber andererseits eine entzündlich-fribrinöse Verdichtung um die Wurzel und besonders auch eine Entzündung des Knochenfachs (durch Auflockerung und Auflösung) sogar schmerzen und Hautgefühlsstörungen melden sich, Herz- und Kreislaufstörungen mancher Art machen Beschwerden, rheumatische Störungen werden aktiv, bislang stumm gebliebene rheumatische Ablagerungen quälen sehr, ja eine gedrückte, schwarzseherische Stimmung gefährdet die ganze Kur und belastet das Verhältnis des Patienten zum Arzt, da der erstere an der Sicherheit ärztlicher Diagnose und Kurverordnung zweifelt und den Hinweis nicht ohne weiteres anzunehmen bereit ist, es handle sich um bloße Kur-Krisis.

Niemand jedoch hat nach solchen oder ähnlichen Zwischenfällen etwa die Berechtigung, an dem überragenden Wert des Heilfastens zu zweifeln. Jedoch sollten uns die geschilderten Krisen, aber auch sogenannte Durchblutungsstörungen (die vielseitig sind), Leber-Gallesymptome, Blutunterdrucks-Regulationskrisen und sich lebhaft meldende Rheumaschmerzen an die Vorbedingung einer Heilfastenkur gemahnen: an die gründliche „Flurbereinigung", sofern die Krankheitsvorgeschichte und die Detektivarbeit ärztlicher Streu-Herdsuche hinreichenden Verdacht lieferte. Ein nervtoter Zahn ist grundsätzlich mit Mißtrauen zu betrachten, gleichviel, ob er selbst unter sorgfältiger zahnärztlicher Röntgenprojektion sich als (scheinbar) unverdächtig präsentiert oder als — vielleicht nur leicht gereizt. Gegenüber chronisch gereizten Gaumenmandeln und Nasennebenhöhlen, auch im Vergleich zur chronischen Wurmfortsatzentzündung und zur vom chronisch gereizten Dickdarm verursachten Streuherdkrankheit sind die Zahn-Herdkrankheiten bei weitem bedenklicher. Jeder nervtote Zahn ist mindestens ein möglicher Streuherd, wofür das häufig zitierte Wort gilt: kleine Ursachen, große Wirkungen.

Die bei radikaler Gebiß-Instandhaltung vermeidbaren unangenehmen Krisen, die ärztlichen Sprechstundenerfahrungen, die inneren Abteilungen der Krankenhäuser, die aktivieren kann. Das ist häufiger der Fall, als man sich zu Beginn seiner fastenärztlichen Praxis vorstellt, zumal man gelegentlich leichtere Herdstörungen mit einfachen Fastenkrisen verwechselt, die dann, so vermutet man, auch vom abwehrbereiten Körper überwunden werden. Die Roedersche Mandelbehandlung lenkt manchen noch geringen Zahnherdeinfluß über die Gaumenmandeln ab. Das ist sogar unter Beachtung des zeitlichen Zusammenhanges meßbar. Wie lange aber kann der Organismus gegenüber dem (vielleicht) wieder beruhigten Herd abgeschirmt werden? Nur die erste Invasion ist abgeschlagen. Die Störfeldzeichen sind manchmal schon nach Stunden oder nach wenigen Tagen in der Fastenkur überwunden, oder aber — das nagende Fasterblut hat die Scheinabkapselung der heimlich glimmenden Zahnwurzelentzündung versehrt. Nun sickert das gefährliche Agens über viele Wege in den ganzen Organismus. Störfelder melden sich unter vielerlei Reaktionsbildern mit Alarm, vielleicht gar mit fieberhafter Gesamtabwehr im Fasten. Wird dennoch alles übersehen und wird nicht gleich zugepackt (solche Maßnahmen zum Beispiel unter längerwährenden Esberitox- oder Resplant-Gaben), dann können im extremen Fall die Tage solcher Fastenkrisis in die chronische Krankheit, in Siechtum übergehen. Wahrscheinlich ist nun den Heilkräften bzw. Abwehrtruppen der Weg verbaut. Nicht das Heilfasten, sondern der Arzt (der die Stunde rechten Zugriffs versäumte) ist schuld, oder der Patient, der sich hartnäckig den eindringlichen Empfehlungen verschloß.

An dem unvergleichlichen therapeutischen und prophylaktischen Wert des Heilfastens und der Naturheilweisen überhaupt ist nicht zu zweifeln. Die Aufmerksamkeit eines jeden Arztes wird aber auch dann dem Anzeichen eines gefährlichen Herdgeschehens (Zähne, Gaumenmandeln, Nasennebenhöhlen) gewidmet sein, wenn noch keine ausreichenden klinischen Verdachtsmomente vorliegen und auch Röntgenphotos und Laborkontrollen unbedenklich zu sein scheinen. Jedem Patienten, der sich dem Fasten anvertrauen möchte, sollte man, wie das Sprichwort sagt „auf den Zahn fühlen".

Und nun gibt Ihnen ein ausführlicher Bericht aus einer Fastenkuranstalt Antwort auf die Frage:

Wie geht die Fastenkur vonstatten?

Auch Sie wird diese berechtigte Frage innerlich bewegen, nachdem Sie in der von Ihnen gewählten Kuranstalt eingetroffen sind. Sie haben in Ihrem Zimmer die Koffer ausgepackt, den Reisestaub abgewaschen und sich von den Anstrengungen der Fahrt erfrischt. Eine Obstmahlzeit steht für Sie bereit. Auch die ist eine Erfrischung, sie steht aber bereits als erste ärztlich verordnete Maßnahme am Kurbeginn.

Zum Kuranfang gehört auch, daß Sie auf dem Tisch Ihres Zimmers eine kleine Druckschrift vorfinden, die die Hausordnung enthält. Ein vorgeschaltetes Blatt kann zum Beispiel der Aufgabe gewidmet sein, Sie davon zu überzeugen, daß diese *Hausordnung* in Ihrem Interesse und auf Grund reicher Erfahrungen im Kampf um menschliche Genesungsziele geschaffen worden ist. Der Gesamttext eines solchen Vorschaltblattes kann etwa folgendermaßen formuliert sein:

DER KURPATIENT

übernimmt mit seiner Ankunft in der Anstalt die Verpflichtung zur Innehaltung der Hausgesetze:

Das Gelingen der Kur hängt davon ab!

Es ist Recht und — im Interesse der Genesung des Kurpatienten — auch Pflicht des Chefarztes, diejenigen unter sofortigem Abbruch der Kur zu entlassen, die die seit vielen Jahren erprobten Ordnungen des Hauses stören oder verletzen.

Küche und Lebensform der Kuranstalt dürfen nicht mit anderswo Gewohntem verglichen werden. Alle Einzelheiten des Lebens hier gehören zu einem ärztlich genau durchdachten und gelenkten Sonderverfahren der Genesungs- und Aufbau-Arbeit am kranken Menschen. Sie am Hotel- oder Privatleben zu messen, zeugt vom Unverständnis dessen, was hier geschaffen und erreicht wird.

Das Herausgenommenwerden aus dem sonst Üblichen ist auch ein Heilfaktor der bewährten Methode. Wer das nicht von vornherein klar sieht und ohne Vertrauen in die Kur geht, ist hier fehl am Platze! Das Heilfasten ist eine heroische Kur. Das Unvermeidliche bitten wir guten Sinnes und mit Humor zu tragen. Das zur Kurbehandlung Notwendige geschieht unter allen Umständen.

Die vielen „schrecklichen Gebote, Verbote und Warnungen" entspringen nicht der schulmeisterlichen Hypochondrie des „Doktors", sondern der Überzeugung eines Fastenarztes, der schon lange Zeit hindurch Erfolge und Mißerfolge in ihren Bedingtheiten erlebt und seine Erfahrungen in diese nüchternen Sätze gegossen hat.

1. Gespräche über Krankheit, schlechte Zeiten, Finanzamt und andere sorgenerregende Dinge sowie über Küchenfragen zersetzen die Heil- und Fastenatmosphäre. Sie sind deshalb im Patientenkreis zu unterlassen.

2. Die Kuranstalt ist traditionsgemäß zwar nicht radiofeindlich, wohl aber radio lärm feindlich. Daher: Wenn Radio überhaupt während der Heilfastenkur wünschenwert erscheint, dann so leise, daß es nur diskret im eige-

nen Zimmer gerade noch hörbar ist.

3. Unwissenheit macht Sünder. — Nicht vergessen: Literatur über das Heilfasten lesen!

4. Eine Fastenkuranstalt ist kein Luxus-Sanatorium. Allzu mondäne Aufmachung gehört nicht zum Stil der Zeit, noch weniger aber zum Stil einer Fastenkuranstalt.

5. In einer Fastenklinik ist die Einhaltung des Rauchverbotes für Patienten wie Besucher gleichermaßen verpflichtend. Zumindest während des gesamten Behandlungsaufenthaltes wird kein Alkohol in irgendeiner Form — welche auch immer es sei — genossen. Denn Alkohol belastet — abgesehen von anderen gesundheitlichen Nachteilen — die Leber. Und gerade die Leber ist es, die die Hauptarbeit der Entgiftung und Entschlackung zu bewerkstelligen hat. Kurzum, wer während der Behandlungsdauer Alkohol trinkt, der sabotiert seinen eigenen Kurerfolg! Wegen der Leberbelastung und der Gefahr für die Herzrhythmik ist größte Zurückhaltung gegenüber dem Bohnen- und Instant(Pulver)-Kaffee zu beachten.

6. Pünktlichkeit ist Höflichkeit — Unpünktlichkeit ist Unhöflichkeit!

7. Kino- und Theaterbesuche sind zwar nicht verboten, beeinträchtigen jedoch die volle Wirksamkeit der Kur — wie überhaupt allzuviel Unterhaltung und Ablenkung dem Sinn der Kur zuwiderläuft.

8. Zwischen 12 und 15 Uhr herrscht in einer Fastenkuranstalt Mittagsruhe. Die Fastenpatienten liegen um diese Zeit in der Leberpackung.

9. Die Dauer der Kur bestimmt der Chefarzt nach Rücksprache mit dem Patienten unter Zugrundelegung des Untersuchungsbefundes.

10. Die unmittelbare ärztliche Betreuung und Überwachung während der Kur geschieht durch den Abteilungsarzt unter steter Fühlungnahme mit dem Chefarzt.

11. Die sogenannten Vorträge (Themata einer Gesundheitsschulung) gehören zur Kur wie das Fasten selber. Versäumnis macht die Kur zum Torso, für den die ärztliche Leitung nicht einstehen kann.

12. Die ersten drei Fastentage (besonders bei der ersten Kur) und die ersten drei Aufbautage sind häufig „Krisentage". An diesen Tagen keine größeren Ausflüge machen oder Autofahrten usw. Im übrigen gehe man während der Kur je nach Bedürfnis spazieren, jedoch mindestens vormittags und nachmittags eine halbe Stunde.

13. Das tägliche Bad oder Dusche ist selbstverständlich und sollte nicht über 38° Celsius betragen. Freibadbesuch ist aus ärztlichen Gründen während des Fastens untersagt. Planschen in kniehohem Wasser nur mit ärztlicher Genehmigung.

Vielleicht werden Sie sich, während Sie Geist und Gebot der Hausordnung in sich aufnehmen, auch Gedanken darüber machen, weshalb es Obst ist, das Ihnen hier zuerst angeboten wird. Der *Obsttag* nämlich bewirkt nicht nur eine zuweilen recht erhebliche Ausschwemmung im Körper zurückgehaltener Flüssigkeitsmengen, er sorgt auch dafür, daß die letzten Mahlzeitreste, die sich im Darm des hernach Fastenden befinden, aus Obst und nicht aus zersetzlicheren Speiserückständen bestehen.

Nach der Obstmahlzeit wird die Schwester zu Ihnen kommen und Sie zur Waage bitten. Die Wiegekarte, die Ihnen durch das Büro überreicht wird, erhält als erste Aufzeichnung das Ausgangsgewicht, mit dem Sie die Kur beginnen: Ihre Startziffer gleichsam.

Nach dem Wiegen begleitet Sie die Schwester zu Ihrem Arzt. Dem Arzt ist zwar klar, daß Ihr Hausarzt — und mithin der Arzt Ihres Vertrauens — Ihnen daheim eine Fastenkur anriet und daß Sie sich mit freiwilliger Zustimmung zu einer solchen entschlossen haben. Ihm ist aber ebenso klar, daß nun, wo es Ernst wird, die veränderte Situation und die neue Umgebung mancherlei Zweifel und Ängste in Ihnen aufsteigen lassen könnten. Vielleicht sind Ihnen beim Eintritt in die Kuranstalt Gesprächsfetzen von „Alten Fastern", die sich manchmal vor Neulingen als Kenner und Routiniers aufmachen wollen, zugeflogen, die für Sie fremdartig, wenn nicht gar unheimlich klangen: *Glaubern, Roedern, Krisentage, Leberpackung, Rückstoßerscheinungen* und dergleichen mehr.

Der Arzt rechnet also durchaus damit, daß Sie, wenn Sie ihn erstmalig aufsuchen, Angst vor der eigenen Courage haben könnten. Sie dürfen gewiß sein, daß ihm alles, was Sie beirrt oder beängstigt, vertraut ist bis ins letzte Detail. So wie es keinen Tiefenpsychologen geben darf, der nicht während seiner Ausbildung selbst das Objekt einer „Lehranalyse" gewesen ist, gibt es auch keinen Fastenarzt, der nicht gründlich sämtliche Techniken und Erscheinungen des Heilfastens aus eigener Erfahrung an Leib, Seele und Geist kennt. Hinzu kommt die große Erfahrung, die er mit seinen vielen, außerordentlich verschieden gearteten Patienten sammeln durfte. Sie dürfen also seines vollen Verständnisses vom ersten Augenblick der Kur an und durch alle eventuellen Schwierigkeiten hindurch gewiß sein.

Zunächst allerdings wird er Sie genau untersuchen. Er schreibt Ihre gesamte Krankheitsbiographie von der Kindheit bis zu dieser Stunde der Begegnung sorgfältig auf. Bei der körperlichen Untersuchung beachtet er vor allem Zustand und Leistungsfähigkeit Ihres Herzens, prüft Größe und Druckempfindlichkeit Ihrer Leber sowie den Tastbefund der Organe in der Leibeshöhle. Eine Untersuchung der Extremitäten, Ihrer Gelenke und der Nervenreflexe schließt diese erste Sprechstunde ab. Ihr Fastenarzt hat jetzt ein Gesamtbild von dem Zustand Ihres Organismus.

Haben Sie danach irgendwelche Sorgen, Befürchtungen oder Fragen, so dürfen Sie sie ihm mit dem Vertrauen dessen unterbreiten, der sich in sicherer Führung geborgen weiß. Voller Beruhigung und Zuversicht verlassen Sie alsdann das Sprechzimmer.

Am kommenden Morgen ist Ihnen dann aufgetragen, das Laboratorium zum Zweck bestimmter Blut- und Urinuntersuchungen aufzusuchen. Wenn nötig, wird auch ein elektrokardiographisches Filmbild von Ihrer Herztätigkeit aufgenommen. Somit erhält also der erste Vormittag in der Kuranstalt bereits „Arbeit" für Sie, jedoch dieses „Arbeitsprogramm" ist bestimmt schon gegen Mittag mit einem abermaligen Arztbesuch beendet. Während des ersten Kurtages — des Obsttages —, dessen Ouvertüre Sie schon am Abend der Ankunft durch die für Sie bereitgehaltene Obstmahlzeit erlebten, werden Sie sich mit dem Geist der Stätte näher vertraut machen, die Ihnen Ihre Genesung vermitteln soll und gewiß auch wird. Die drei Mahlzeiten des Obsttages bestehen — je nach Jahreszeit — aus Äpfeln, Birnen, Apfelsinen, Feigen oder Backpflaumen. Zwar ist Ihnen erlaubt, in selbstgesetzten Grenzen zuzugreifen, doch pflegen im allgemeinen mehr als 1000 g Obst während dieses Tages nicht verzehrt zu werden. Sollte wider Erwarten Durst auftreten, so löschen Sie ihn zwischen den Mahlzeiten, das heißt, also nicht zum Obst, ausschließlich mit Wasser.

Da Sie zweifellos zu denen gehören, die ihre Kur mit Sinn und Verstand durchzuführen beabsichtigen, werden Sie sich im Lauf des Obsttages mit den wesentlichen technischen Voraussetzungen der Fastenkur durch Beobachtung oder Lektüre vertraut gemacht haben.

Mit alledem haben Sie falsche Anfangsvorstellungen selbst richtiggestellt oder — anläßlich des mittäglichen Besuches beim Arzt — richtigstellen lassen. Als Sie zum zweiten Mal sein Sprechzimmer betraten, fanden Sie auf dem Schreibtisch Ihres Beraters neben Ihrer Krankengeschichte auch bereits Notizen über Ihren speziellen Kurplan vor. Dieser Kurplan wurde in Ihre „Wiegekarte" eingetragen: Da steht nun zum Beispiel, daß Ihnen angeraten wird, 21 Tage zu fasten; auch alle sonstigen physikalischen oder arzneilichen Verordnungen sind auf der Wiegekarte vermerkt.

Einundzwanzig Tage! Sie brauchen nicht zu erschrecken. Gestern und heute haben Sie im Gelände der Kuranstalt Faster gesehen oder persönlich kennengelernt, die sich noch am 21., 28. oder gar 35. Fastentag des besten Wohlbefindens erfreuen, munter und beschwingt unterwegs waren, kein Hungergefühl mehr kannten und — was in vielen Fällen vorkommt — höchstens eine gewisse Trauer zum Ausdruck brachten, daß nun bald die Fastentage beendet werden müssen. Ganz genau so wird es auch Ihnen ergehen. Außerdem aber ist der ärztlich wohldurchdachte Vorschlag, der Ihnen eine bestimmte Zahl von Fastentagen auferlegt, kein starrer Befehl oder gar Zwang. Sollte sich aus dem Verlauf Ihrer Kur ergeben, daß eine Verkürzung oder Verlängerung, letzteres kommt öfter vor, als Sie glauben, der Ihnen vorgeschlagenen Fastenzeit ratsam ist, so können Sie sich darauf verlassen, daß diese Anpassung an Ihren Zustand mit dem geschulten Blick fastenärztlicher Erfahrung in rechter Weise realisiert wird.

Rüsten Sie sich also mit dem Fastenpaß Ihrer Wiegekarte aus wie mit einem Talisman. Täglich wird der Sichtvermerk Ihres Arztes darauf eingetragen werden, so daß Sie ein Dokument des sorgsamen Betreutseins schwarz auf weiß besitzen. Die Karte ist nun Ihr wichtigstes Dokument, die jedoch am Kurende abgeliefert werden muß und zu einem Teil des ärztlichen Archivs wird. Jeder Tageslauf ist genau eingezeichnet mit Anweisungen für die Schwester und für Sie selbst. Wir denken mit einem Lächeln, daß wir doch jetzt sozusagen „a la carte" fasten. Der Wiegekarte liegt ein Handzettel bei, der nochmals — wie es schon die beim ersten Betreten Ihres Zimmers vorgefundene Hausordnung tat, jedoch nunmehr in besinnlicherer Form, damit Sie es sich immer wieder vergegenwärtigen können — wesentliche Eigenarten des Kurmilieus in ihrer tiefen Bedeutung aufzeigt und zugleich das aussagt, was der Kurpatient von seinem eigenen Innenmenschen verlangen und auf seine Mitfaster ausstrahlen sollte: zur Förderung des Heils und der Heilung aller. Den Text kann man wie folgt formulieren:

Eine Fastenkuranstalt

ist mit ihrem behandlerischen Ziel auf den ganzen Menschen eingestellt. Werden bloß der Leib und seine Funktionen, nicht aber Seele und Geist berücksichtigt, so fehlt ein wichtiges Element der Genesung. Daher ist eine stille, innerlich gesammelte Atmosphäre eine Voraussetzung zum Erfolg der Behandlung.

In den Gesprächen der Patienten darf das Oberflächliche, Materialistische oder Sensationelle nicht vorherrschen. Das Negative, Verstimmende, Störende, wozu insbesondere auch alles Politische und alle Zeitkritik gehört, paßt nicht ins innere Leben des Hauses.

Wir bitten deshalb um Verständnis dafür, daß es hier keinen allgemeinen Radioempfang gibt, daß wir dem geschäftigen, gehetzten und alltagsgemäßen Bedürfnis mancher Patienten keine Hilfestellung leisten und daß wir um Innehaltung dessen nachdrücklich bitten, was die heilende Atmosphäre schafft, fördert und aufrechterhält. Es geschieht dieses nur um der Kranken willen, die die Auswirkung des Heilsamen an Leib, Leben, Seele und Geist erfahren wollen. Wir sind weder ein Hotel mit entsprechendem ,,Dienst am Kunden" noch eine Plattform für die gegenseitige Bestärkung der Patienten in denjenigen Fehleinstellungen und Fehlreaktionen des Innenlebens, die hier gerade überwunden und geheilt werden sollen. Sorgen, Ängste und Nöte des Einzel- und des Gemeinschaftsschicksals mögen mit dem Arzt durchgesprochen oder im Anschluß an die Kollektivsprechstunde innerlich verarbeitet werden; in den kurgemäßen Lebensstil und in die Gespräche der Patienten jedoch gehören sie nicht hinein. Wir werden jeden Patienten unterstützen, der sich gegen disharmonische Beeinflussung durch Gesprächspartner wehrt. Die innere Sammlung ist eine Voraussetzung für das Gelingen der Kur, die sich niemand stören lassen soll. Gegenseitige Unterstützung der Patienten untereinander ist in jeder Hinsicht immer wieder notwendig. Wer gesegnet werden will, bemühe sich, selber ein

Segen zu sein!

*Alles in allem: Wer hier seine Kur durchführt,
der unterbreche die Beziehungen zu seinem Alltag, einem Alltag, der ihn ja krank gemacht hat!
Er nütze die Zeit der Kur, statt seinen Bedürf-
nissen nach Kritik, Sensation, ,,Zerstreuung'',
Schwarzseherei usw. nachzugehen!*

Dem Obsttag schließt sich der „Glaubertag" an.
Johann Rudolph Glauber, der das nach ihm benannte Glaubersalz entdeckte, war ein Alchimist aus der Gefolgschaft
des großen Paracelsus. Auch der Fastenarzt betreibt eine
gewisse Art von Alchimie. Zwar verwandelt er nicht Blei
in Gold, wohl aber ist es sein Anliegen, unedles Material —
den verschlackten und belasteten Organismus seiner Kranken — zum Gold der Gesundheit aufzuwerten. Am Anfang
dieses Bemühens steht die gründliche Reinigung. Er fegt
deshalb mit Hilfe des von Glauber entdeckten, kräftig ab-
führenden Salzes zunächst einmal die innere Oberfläche
im Organismus seiner Kurpatienten sauber.

Zu diesem Zweck erhalten Sie am Vormittag
des dem Obsttag folgenden Tages 40 g gereinigtes Glaubersalz in 3/4 Liter heißen Wassers. Es schmeckt nicht sonder-
lich angenehm. Deshalb stellt Ihnen die Schwester ein Gläs-
chen Obstsaft neben die Glaubersalzflasche. Jeden bitteren
Schluck aus dem Glas können Sie sich mit einem Schluck
Fruchtsaft versüßen.

Nach der mehrfachen und kräftigen Entleerung,
die das Glaubersalz bewirkt, werden Sie annehmen, Sie
würden nun ohne Darminhalt durch die anschließenden

Fastentage wandeln. Das ist aber ein Irrtum. Der menschliche Darm ist nämlich nicht nur geschaffen, aus unseren Speisen den Nährwert aufzusaugen und die unverdaulichen Bestandteile mit Hilfe seiner wurmförmigen Bewegung weiterzuschieben bis zum Endeffekt der Ausscheidung, er dient vielmehr auch — ähnlich wie unsere Haut — zur Entlastung des Körperinneren, indem Ausscheidungen durch die Darmwand ins Darmrohr stattfinden. Ferner hält der Organismus in den Taschen des Dickdarms außerordentlich lange Zeit Kotreste fest, die häufig sogar mit der Schleimhaut entzündlich verbacken sind.

Davon werden Sie sich selbst alsbald überzeugen. Die im Darm vorhanden gewesenen Reste hat das Glaubersalz entfernt. Nach dieser Generalreinigung bekommen Sie eine Tasse Pfefferminztee, damit sich der Aufruhr in der Leibeshöhle wieder beruhigt. Nahrung wird Ihnen jetzt nicht mehr zugeführt. Der Fastenarzt hätte es nicht nötig, seinen Patienten den Einlauf jeden zweiten Tag in der Morgenfrühe zu veordnen, wenn deren Darm nicht weiterhin durch Ausscheidungen nach innen angefüllt würde. Es mag für Sie überraschend sein, zu erleben, wie noch am zehnten, ja sogar am fünfzehnten oder zwanzigsten Fastentag das Wasser des Einlaufs allerlei Darminhalt zutage fördert.

Übrigens ist die Tatsache gar nicht so verwunderlich. Auch der fastende Organismus hat ja seinen Stoffwechsel. So paradox es klingen mag: Auch der Fastende „ernährt sich". Er lebt — worauf noch einzugehen sein wird — von seinen eigenen Beständen, er verstoffwechselt das verschlackteste und minderwertigste Material, welches ihm zur Verfügung steht (ein Vorgang, den O. Buchinger sen. als „Entrümpelung" oder als „Müllverbrennung" bezeichnete). Selbst als überzeugter Anhänger des Vegetarismus kann man sagen, daß sich der Organismus eines Fastenden durchaus vom Fleisch ernährt — und zwar von dem miserabelsten, das ihm erreichbar ist, nämlich von seinem eigenen kranken oder krankheitsträchtigen Gewebe. Was bei dieser fastenbedingten Form der „Mißernährung" (die freilich zu einer Befreiung ohnegleichen führt) nicht durch Atemluft, Haut- oder Lebertätigkeit entgiftet bzw. ausgeschieden werden kann, das eben wird in den Darm hinein ausgeschieden.

Sie werden sich also daran gewöhnen müssen, daß ein Einlauf jeden zweiten Ihrer dem Glaubersalz folgenden Fastentage „erfolgreich" einleitet. Die Fastentage verlaufen nach folgendem Schema:

An den geschilderten Einlauf schließt sich das Trinken eines Bechers Pfefferminz- oder Kamillen-Tee an. Danach haben Sie — wenn Sie nicht in die Sprechstunde bestellt worden sind — bis 11 Uhr vormittags Ruhe. Sie können spazierengehen oder sich in der Stille Ihres Zimmers mit Ihrem inneren Menschen beschäftigen. Um 11 Uhr erhalten Sie im Speisesaal ein Glas frischgepreßten, substanzfreien Obst- oder Gemüsesaft oder einen Becher heißer, substanzfreier Frischgemüsebrühe, abends deutschen Tee oder Obstsüßmoste. Die Frischsäfte oder Tees mögen vielleicht nicht nach jedermanns, nach dem Hotel- oder Restaurantgeschmack ausgerichteten Gaumen sein. Aber sie haben arzneiliche Absicht, und allein nur mit diesem Maßstab sind sie zu messen. (Tagsüber mögen Sie — bei zu großem Durst — frisches Leitungswasser ohne zu große Gewissensbisse ruhig trinken, auch bestimmtes Mineralwasser, wie zum Beispiel Pyrmonter Säuerling. Ja, wenn Sie besonders gut an Gewicht verlieren wollen, dann trinken Sie einige Fastentage hindurch ausschließlich Pyrmonter Säuerling oder — wie es usprünglich der Fuhrmann Johannes Schroth in Niederlindewiese wünschte — NUR reines, frisches, gutes Quellwasser. Zur stärkeren Gewichtsabnahme ist das ein bewährtes Rezept. Nur muß sich die

Flüssigkeitszufuhr in Art und Menge in vernünftigen Grenzen bewegen, die individuell zu ziehen und mit dem Arzt zu besprechen sind.)

Von 12 Uhr bis 15 Uhr (s. S. 71, Abs. 8) ist Ihnen Bettruhe verordnet. Der Prießnitzsche Leberwickel, den Ihnen die Schwester um diese Zeit verabfolgt, regt die Tätigkeit Ihrer Leber kräftig an: denn diese Entgiftungszentrale innerhalb unseres Stoffwechsellaboratoriums hat während des Fastens intensiver zu tun als im Alltagsleben. Schon aus dieser Tatsache, der sich andere ähnliche in Fülle hinzufügen ließen, können Sie ersehen: Das Heilfasten ist nicht etwa — indem Ruhe in den Betrieb gebracht wird — etwas Passives. Die Heilwirkungen beim Fasten kommen durchaus aktiv zustande, nur wird die Inanspruchnahme der Aktivität in unserem aus Leib, Seele und Geist gefügten Menschenorganismus verlagert. Ihr Magen zum Beispiel hat weniger, Ihre Leber mehr und intensiver zu tun als im Alltagsleben, wenn Sie Ihren Organismus auf Fasten umstellen. Der Leber kommt man deshalb sowohl mit der Bettruhe als auch mit der Leber-Packung ärztlich zu Hilfe, wobei beide Maßnahmen in die gleiche Richtung zielen. Ein ruhender Menschenleib beansprucht nicht, wie ein tätiger, bewegter, eine stärkere Blutversorgung im Gebiet der Muskulatur und (da ein tätiger, bewegter Mensch auch stets aufmerksamer, wacher ist) im Gehirn; so kann die Leber während der Bettruhe über einen anderweitig nirgends benötigten Blutzustrom verfügen — weshalb es sich übrigens auch im alltäglichen Leben empfiehlt, durch eine körperliche und geistige kurze Ruhepause nach den Mahlzeiten den Verdauungsorganen ungehinderte gesteigerte Durchblutung zu gewähren. Da, wie gesagt, die Leber des Fastenden ganz besonders intensiv zu tun hat, holt man ihr den erwünschten Blutzustrom durch die feuchte Packung, die kalt aufgelegt und dann durch den Körper erwärmt wird (Kombination von aktiver und passiver Hyperaemie), nach altbewährter wasserheilkünstlerischer Methode herbei. Ist die Zeit Ihrer Bettruhe und Leber-Packung vorüber, so haben Sie, worauf Ihr Arzt Sie hinweist, darauf zu achten, daß Sie sich nicht mit einem Ruck, sondern ruhevoll und allmählich erheben. Weshalb, das ist nach dem soeben Erörterten klar: Die mit Blut überreich versorgte Leber, und selbstverständlich auch die übrigen benachbarten Organe in der Leibeshöhle, ist, wie Sie hörten, unter anderem auch auf Kosten der Gehirndurchblutung in den Besitz des für Sie wünschenswerten Überangebots an „ganz besonderem Saft" (wie Mephisto das Blut nennt) gelangt; schnellen Sie nun aus der waagerechten Körperlage in die senkrechte Lage empor, so muten Sie damit der Geschwindigkeit, mit der der Kreislauf sich einer auf die Norm neu einregulierten Durchblutung anzupassen hat, zu viel zu. Ein an und für sich belangloses, aber lästiges Schwindelgefühl, ein Schwarzwerden vor den Augen, ja in manchen Fällen eine leichte Ohnmacht kann die Folge sein. Deshalb hüten Sie sich auch hier im eigenen Interesse, Ihren Organismus zu vergewaltigen, denn er ist für lebensmäßiges Verhalten dankbar, während er auf Zwang und Drill mit Störung seiner Funktionen antwortet.

Solche und ähnliche Kleinigkeiten der Lebenskunst werden Ihnen in den Vorträgen, den sogenannten Kollektivsprechstunden, die an vier Abenden der Woche stattfinden und auf die ich sogleich näher eingehen werde, in Fülle klargemacht. Diese, wie der Sprachgebrauch sagt, ärztliche Aufklärungsarbeit, ist ein wesentlicher Teil der Fastenkur.

Sie denken am besten darüber nach während Ihres vor- oder nachmittäglichen Spaziergangs, der zu den heilsamen Rhythmen des Kurtages gehört. War während der Mittagsruhe die Leber an der Reihe bei der stärkeren Auseinandersetzung mit dem verlebendigenden Blutstrom, die für das rechte Funktionieren aller Organe notwendig ist, so kommen nunmehr Muskulatur und Gehirn an die Reihe. Wer spazierengeht, übt nahezu alle Muskeln auf eine ideale Weise, nicht nur die der Beine und Arme, sondern infolge vertiefter Atmung auch die Zwischenrippenmuskulatur und das die Organe der Leibeshöhle massierende Zwerchfell; er übt aber auch den wichtigen Muskel Herz und jene Millionen noch wichtigerer Müskelchen, die das feine Erweiterungs- und Zusammenziehungsspiel der Kapillaren, der Haargefäße des Blutkreislaufes, bewirken. Vom Zustand der Kapillaren hängt ein Großteil unseres gesundheitlichen Schicksals ab; deshalb hat sich auch, besonders in der biologischen Richtung der Medizin, eine Kapillardiagnostik als ausgezeichnetes Wertigkeitsmaß für die Konstitution weithin bewährt. Der Spaziergänger übt aber auch sein Gehirn und — diesmal in einem anderen Sinne als in dem eines Muskels — sein Herz. Nicht umsonst waren große Philisophen der Antike ausdrücklich „Peripathetiker", das heißt, im Umherwandeln Weisewerdende. Auch Sie sollen bei den Spaziergängen, die zum Vor- und Nachmittag Ihres Fastentages gehören, bewußt am Innewerden dessen mitwirken, was die Kur Ihnen gibt und aufgibt. Dabei können Sie wiederum erleben, daß das Fasten höchst aktive Prinzipien hat. Aktiv ist zunächst Ihr Wille gewesen, die Kur vorschriftsmäßig durchzuführen und von eben diesem Willen her ein freiwilliges *Nein* zur Ernährung zu sagen während der Tage oder Wochen, die Sie als Fastender verbringen werden. Aktiv — aktiver als im Normalverlauf des Lebens — darf während der Fastenzeit Ihr „innerer Arzt" sein. Aktiv soll endlich Ihr Bewußtsein mitgehen in allem, was bei der Neuwerdung, die Ihnen zuteil wird, in Leib, Leben und Seele geschieht. Diese vielfältige Aktivität kann aber nur zustande kommen, indem der Innenmensch Stille und Aufgeschlossenheit zuwege bringt, statt fortwährend im Kampf und Krampf zu leben. Das mag Ihnen widerspruchsvoll erscheinen: diese hohe Veranschlagung der Aktivität, was den Willen, die freie Bahn für das Walten des inneren Arztes und das wache Bewußtsein einerseits betrifft und die nicht minder hohe Veranschlagung der Stille und des inneren Hingabevermögens andererseits. Abgesehen davon, daß tatsächlich sehr viel Wesentliches im Bereich der Lebensgeheimnisse paradoxer Natur ist, ergibt sich hier das vermeintlich Widerspruchsvolle aus der Verlagerung der Lebens-, Seelen- und Geistestätigkeiten vom Alltags- zur Feiertagsstimmung hin — wobei Sie bitte bedenken wollen, daß Feiern etwas anderes ist als Faulenzen.

Während des Wanderns in der schönen Umgebung der von Ihnen oder von Ihrem Hausarzt für Sie gewählten Fastenkuranstalt werden Sie vielleicht ganz von selber Gedanken nachgehen wie diesen:

Ich faste nicht, weil ich momentan appetitlos bin, sondern weil ich mich — im Einvernehmen mit meinem Arzt und mit meinem höheren Selbst — freien Willens dazu entschlossen habe. Der wache Wille verneint während meiner Fastenzeit auch dann die Mahlzeiten, wenn Verlangen nach ihnen bemerklich werden sollte. Es wendet sich also mein menschlicher Wille — eine durchaus übernatürliche Kraft — gegen eines der banalsten biologischen Bedürfnisse, gegen das täglich mehrmalige Essenwollen. Eine höhere Wirklichkeit, die meines Willens, der seinerseits mit meiner Einsicht, also wiederum einer höheren Realität, verbündet ist, schafft „reinen Tisch" (Tabula rasa) im Leben des Leibes. Aus der von Küchendunst und Tabakrauch erfüllten Gaststätte wird eine schweigende Halle, wird wieder ein Tempel. Nunmehr kann, da das Niedere verstummte, jene Ordnungsmacht zum Walten kommen, die Paracelsus „Archaeus" nannte und die als „der innere Arzt" der große, durch souveränes Können gekennzeichnete Consiliarius aller Fastenärzte ist.

Wenn Ihnen, wie Ihr Arzt es hofft, ein Wanderweg solche oder wesensverwandte Gedanken über das Ineinanderspielen einer für Sie ganz neuartigen Form der Aktivität und einer nicht minder ungewohnten Bereitschaft zum Aufgeschlossenwerden eingibt, dann haben Sie die rechte Haltung gewonnen, um etwas vom *religiösen Geheimnis des Fastens* zu ahnen. Heilung und Heil sind von der Urzeit bis heute enger miteinander verquickt, als man gemeinhin ahnt. Denn eine große Rolle spielte das Fasten in den heiligen Urformen der indischen, persischen, hebräischen, christlichen und mohammedanischen Religionen.

Christus, Moses, Buddha, Mohammed und Zarathustra fasteten — nicht weil sie krank waren, sondern weil sie in dieser Zeit vor wichtigen inneren Entscheidungen standen. Durch Fasten und Reinigung trachteten sie sich — so können wir es uns vorstellen — für die Stimme des Willens Gottes zu sensibilisieren.

Es gehört für den Fastenarzt zu den besonders schönen Erlebnissen, daß recht viele seiner Patienten sehr rasch von der Atmosphäre „angesteckt" und innerlich entflammt werden, die eine vom richtigen Heil-Geist erfüllte Kuranstalt haben soll. Ein Faster kennzeichnete seinen Gemütszustand treffend, indem er vom „heiligen Rausch der Nüchternheit des Fastens" sprach. Schon manche innere Umwandlung, manchen Neubeginn eines Menschenschicksals und Schaffensweges haben wir mitangesehen, der sich bereits in den ersten Tagen der Kur entschied. Daher ist es nicht unwahrscheinlich, daß auch Sie während Ihres ersten oder zweiten Spaziergangs den Zugang zu diesen innersten Bezirken des Heilungs- und Heilgeschehens individuell auf Ihre Art, finden und mithin als geistig-seelisch Wohlvorbereiteter in die Kollektivsprechstunden kommen werden.

Die Vorträge, die sogenannten Kollektivsprechstunden, ergänzen die Sprechstunde, in deren Verlauf Sie täglich allein Ihrem Arzt gegenüberstehen und sich mit ihm über Einzelheiten Ihres speziellen Kurverlaufs beraten. Dabei ist jeweils genug Persönliches zu erörtern. All das aber, was generell gilt, was jeden gleichermaßen angeht, kann unmöglich die persönliche Aussprache in einer für beide Teile zeit- und kraftraubenden Weise belasten. Aber nicht das allein ist der Grund, warum an vier Abenden der Woche alles Wissens- und Beachtenswerte über die Kur den versammelten Patienten vom Arzt vorgetragen wird. Gewiß müssen Sie alle gemeinschaftlich über das Fasten selber, über Einzelheiten des Kurverlaufs, über das Röderverfahren, die Homöopathie, die gesunde Ernährung und dergleichen unterrichtet werden, was systematisch im Rahmen der Kollektivsprechstunden geschieht. Jedoch wichtiger ist noch das Entstehen einer kurfördernden Gemeinschafts-Atmosphäre.

Daher greift das, was Ihr Fastenarzt während der Kollektivsprechstunden in Vortragsform an Sie heranträgt, außerordentlich tief: Nicht beim bloßen Schildern der Kur, beim Erklären der Maßnahmen und beim Erörtern einer Lebensschulung bleibt es, sondern außerdem werden bewußt die vorletzten und letzten Dinge des menschlichen Lebens besprochen. Sie können in einem am Eingang des Vortragsraums aufgestellten Kasten schriftlich formulierte Fragen legen, und wie die Erfahrung lehrt, beziehen sich diese Fragen nur zum Teil auf Gesundheitliches, häufiger aber sind es Fragen nach dem Weg zur Sinnfindung und Sinnverwirklichung im Leben.

Bei der Teilnahme an diesen Kollektivsprechstunden werden Sie erfahren, daß die Lebensschulung, die damit erzielt werden soll, Ihnen während und nach der Kur entscheidend zugute kommt. Während der Kur insofern, weil diese einfach besser gelingt und von wesentlicherem Wert für Sie ist, wenn Sie selbst frei wollend und echt verstehend mitgehen. Wer sich nur durch die Fastenzeit treiben oder vom Arzt schleppen läßt, verringert den Gewinn, den er von diesem heilkünstlerischen Königsweg haben kann und soll. Dadurch, daß Sie selbst den Weg zurückzulegen gewillt sind, leiten Sie freiwillig den heilenden Fastenstoffwechsel ein. Sie fasten dann als ganzer Mensch und nicht nur als passives Betreuungsobjekt.

Nachdem Sie Ihren ersten Fastentag und seinen Abschluß, den Vortrag der Kollektivsprechstunde, hinter sich haben, sind Sie nun bereits tief ins Wesen, Wirken und Geheimnis dieser Kur eingedrungen. Sie sind auch, teils in Form direkter Unterweisungen durch Ihren Arzt und das Pflegepersonal, teils durch den Inhalt des Vortrages, mit gleichsam technischen Einzelheiten des Tageslaufs bekannt geworden. Da ist zunächst das Kapitel

Körperpflege während der Fastentage

welches Bedeutung für Sie und Ihr Befinden hat. Sie hörten schon, daß der Darm des Fasters auf Ausscheidung nach innen geschaltet ist. Am oberen Ende des Verdauungskanals, in der Mundhöhle, gibt die Zunge ein gutes Beispiel für solche Vorgänge: Die ebenfalls ausscheidende Faster-Zunge ist dick belegt. Selbstverständlich tritt auch ein unangenehmer Mundgeruch auf, ja, die Gesamtausdünstung des Fasters wirkt krankhaft. Aber was uns da ,,krankhaft'' erscheinen möchte, ist in Wahrheit ein Fertigwerden des Körpers mit seinen krankhaften Substanzen. Denn wovon lebt der Fastende? Von sich selbst. Er befindet sich im Zustande des ,,Autokannibalismus'', er verzehrt Menschenfleisch — und zwar sein eigenes. Die kranken Gewebe, die Schlackenstoff- und Fettdepots werden dabei zu allererst ,,verdaut'' —: kein Wunder, daß bei solcher ,,Kost'' der Organismus zu tun hat, das aufgestöberte Material minderen Ranges auf jede ihm zur Verfügung stehende Weise loszuwerden. Wo Schuttabladeplätze schwelend und qualmend zu Asche gebrannt werden, darf man keine Wohlgerüche erwarten. Peinliche Mundpflege ist deshalb — ebenso wie die Darmreinigung durch die bereits geschilderten Einläufe — notwendig. Überdies kommt Ihnen Ihr Arzt auch zu Hilfe, um Ihnen bei der Geruchbelästigung beizustehen. Der lästige Mundgeschmack und schlechte Mundgeruch macht jedem Faster Schwierigkeiten. Die Entgiftung und Entschlackung bringt das notwendigerweise mit sich. „Krankheit ist Gestank!" sagte ja Gustav Jaeger. Was tun? Künstlich zusammengesetzten Gurgelwässern, Tabletten und Pastillen gegenüber ist Mißtrauen am Platze. Und auch den künstlich gewonnenen Chlorophyllinpräparaten, die jetzt als Corrigens des Mundgeschmacks wie eine Modeerscheinung grassieren, bin ich nicht sehr „grün". Wahrscheinlich machen sie mit ihrer Aktivität nicht vor der physiologischen Bakterienflora der Mundhöhle halt und bringen durch die Blockierung des allgemeinen Ferment-Geschehens am Orte ihrer Wirksamkeit auch die normalen Bakterienverhältnisse durcheinander. Was wollen wir dann empfehlen? Schlückchenweise natürlichen Zitronensaft. Oder einige wenige linsenförmige Pfefferminzküchlein pro Tag, kleine Pastillen, denen sonst nichts anhaftet als etwas Zucker und Pfefferminzöl.

In jedem Fastenheim sollte in der geeigneten Jahreszeit ein Kräutergärtlein vorhanden sein. Mit Zitronenmelisse, Kerbel, Thymian, Petersilie, Schnittlauch oder anderen Kräutern in geringen, feinzerkauten Mengen korrigiert man auf einfache und billige Weise den Mundgeruch und Geschmack. In dieser Weise besitzen wir dann im Chlorophyll, dem grünen Farbstoff der Pflanzen, der übrigens dem roten Blutfarbstoff Haemoglobin eng verwandt ist, ein wirksames Mittel, Mundgeruch und Ausdünstung der Faster zu verringern.

Die Hautpflege

im Fasten — Waschungen, Trockenbürsten, vorsichtiges Luftbaden, je nach ärztlicher Anordnung auch Bäder oder Freiluft-Gymnastik — steigern die Hautatmung und mit ihr die Verbrennung und Ausscheidung des Krankhaften.

Mit dem Fasten lassen sich ausgedehnter Erfahrung zufolge nach ärztlicher Verordnung und unter Überwachung bei herz- und kreislaufstabilen Patienten Sauna- und gewisse Mineralbäder kombinieren. Bei bestimmten Frauenkrankheiten kann man im Fasten häufig mit gutem Erfolg noch Moorsitzbäder, bei Gelenkerkrankungen Moorpackungen mit der Kur verbinden. Die gewissenhaft beobachtete und wohldosierte Morgengymnastik hat sich sehr bewährt, vor allem dann, wenn sie Atemgymnastik einschließt. Auf Massagebehandlungen (und Bindegewebsmassagen) während des Fastens kann man nur selten verzichten, ebensowenig auf wohldosierte, besinnliche Körperbewegung in Form des Wanderns. Wir armen, techniksegneten Menschen würden ja überhaupt besser fahren, wenn wir mehr gingen!

Ein Mittel, die Ausscheidung zu steigern und den Organismus wohltuend zu „lüften", haben Sie selbst, wenn Sie sich um eine lebensgemäße

Atemgymnastik

bemühen. Es ist Ihnen bekannt, daß das individuelle Leben des Menschen mit dem „ersten Schrei", einem Atemvorgang, beginnt und mit dem „letzten Seufzer" endet. Sie wissen auch, daß es einen innersten Zell-Atem gibt und daß außer der Lunge zu einem Großteil auch noch die Haut mitatmet. Ganz besonders wohltuend aber ist die befreite und befreiende Atmung der Lungen, wenn Sie sie richtig üben. Das will verstanden sein. Sehr viele Atemübungen laufen auf eine Vergewaltigung des Atmens hinaus, wieder andere Systeme zielen auf seelische und geistige Grenzüberschreitungs-Zustände hin. Der Fastenleiter wird sich immer die begleitenden Hilfsmaßnahmen aussuchen, die ihm am besten in der Hand liegen und bedenken, daß man kein nicht mehr überschaubares Gewirr verschiedener Reaktionen hervorrufen sollte. Denn dann würde der außerordentlich wichtige Heilfaktor des Zu-sich-selbst-Findens in der Stille, in der Meditation, zu kurz kommen, wo doch eigentlich Ruhelosigkeit und Verkrampftheit unsere Hauptkrankheiten sind. Der Fastenarzt will Sie mit Atem-Anleitungen weder zu rekordbrecherischen Blasebalg-Leistungen verführen noch einen Yogi aus Ihnen machen, der sich in mystische Ekstasen hineinatmet. Es kommt ihm darauf an, die bei fast allen Alltagsmenschen verflachte, verkrampfte oder verklemmte Atmung für Ihre Heilung wieder zu einer Hilfskraft werden zu lassen. Dabei werden Sie bemerken, daß Ihnen während des Fastens das Atmen ohnehin freier und leichter gelingt. Kein Wunder, denn das Fasten beseitigt eines der wesentlichen Atemhindernisse, nämlich die Aufgetriebenheit des Magens und der Därme. Bei außerordentlich vielen Menschen ist das Zwerchfell, dieser wichtige elastische Muskel, der beim Atmen eine Hauptrolle spielt, linksseitig hochgedrückt von der Magenblase. Der Magen ist wie ein Fußball prall von Gas aufgebläht, was wir besonders bei unbewußten Luftschluckern finden. Auch der Dickdarm weist große Gasblasen auf, die, da er verkrampft ist, nicht abgehen können. Infolgedessen wird das Zwerchfell emporgedrängt zum Herzen hin — und das so eingeengte Herz erleidet Qualen. Manche Herzbeschwerden, die sich gelegentlich bis zu einem angina-pectoris-ähnlichen Zustandsbild steigern können, sind gar nichts anderes als ein solcher Gasdruck, der einem daran Erkrankten wahrhaft „fast das Herz abdrücken kann". In medizinischer Fachsprache heißt der geschilderte — und, wie gesagt, sehr häufige — Befund „gastro-cardinaler Symptomenkomplex" oder, nach seinem ersten Beschreiber Roemheld, Roemheldscher Symptomenkomplex. Roemheld ließ seine Kranken diese Beschwerden durch systematische Zwerchfellatemübungen buchstäblich fortatmen. Andererseits ist genannter Symptomenkomplex, solange man sich nicht um ihn therapeutisch und vor allem atemtherapeutisch kümmert, ein Atemhindernis ersten Ranges. Da während des Fastens die „Roemheld-Fälle" ganz von selber aufhören solche zu sein, atmen die Faster mehr und mehr befreit auf.

Selbstverständlich genügen sie keineswegs in allen Fällen zur Behebung von Fehlatmung. Über die richtige Art und Weise des Atmens wird Ihnen die Kollektivsprechstunde Wichtiges zu sagen haben. Auch ist es Sache Ihres Arztes, in der persönlichen Sprechstunde — unter Umständen unter Heranziehung von Atemlehrer und Masseuren — die besonderen Atemfehler des jeweiligen Einzelfalls zu korrigieren. Bei zahlreichen Leiden ist das wichtig. Asthmatiker haben samt und sonders eine falsche Atemmethodik. Sie stopfen sich im Anfall durch krampfhaftes Einatmen die ohnehin mit Restluft angefüllte Lunge übervoll, statt sie erst durch eine „ent-angstende" vertiefte Ausatmung zu entleeren. Überhaupt beginnt grundsätzlich jede Atemübung mit einem vertieften Ausatmen. Wenn Sie vom Tiefatmen hören, so bedenken Sie immer, daß zunächst tiefe Ausatmung nötig ist. Und wenn Sie fragen, ob man den Brust- oder Bauchatem pflegen solle, so kann die Antwort nur heißen: daß richtiger Vollatem sowohl in die tiefe Zwerchfellregion dringt (wobei das Zwerchfell sich dehnt und durch sanfte Zusammenpressung der Organe in der Leibeshöhle die Bauchdecken ein wenig vorwölbt) als auch die Brust mit seinem Fluten erfüllt. Beim Ausatmen hebt sich das Zwerchfell wieder empor, der Bauch sinkt ein, danach auch die Brust. Solchen Vollatem — den auch die Fettleibigkeit behindert, die im Fasten dahinschmilzt — benötigen nicht nur Asthmatiker, sondern eigentlich alle Patienten. Ganz besonders aber brauchen ihn Herzkranke. Bei Angina pectoris gehört Befreiung des Atems zu den notwendigen Hilfsmethoden erfolgreicher Behandlung. Man kann das nervös erregte Herz ruhigatmen. Die angegriffene Leber wird durch Tiefatmung von Stauungen befreit. Verkrampfungen im Magen- und Darmgebiet, auch die sehr verbreitete schmerzlos-krampfige (spastische) Verstopfung, reagieren überaus günstig auf Atemtherapie. Dasselbe gilt von krampftbedingten Durchblutungsstörungen. Dr. Ide (Amrum) benutzte jahrzehntelang die systematische Atemrherapie zur Krebsvorbeugung. Daß auch vegetativ-nervöse und zentralnervöse Beschwerden durch Regulierung des Atems günstig beeinflußt werden, liegt nahe. Der Wiederherstellung eines frei flutenden, den Organismus in krampflos-wogenden Rhythmen erfrischenden Atmens kommt dem Fastenstoffwechsel zugute, weshalb allgemeiner und, wo nötig, spezieller Atem-Unterricht eine unserer ärztlichen Aufgaben ist, die allerdings sehr Ihrer Mithilfe bedarf.

Während Sie so mitwirken am Gelingen Ihrer Kur, wird sich Ihre Aufmerksamkeit auch auf diejenige Erscheinung richten, die dem Laien am meisten auffällt und die der Mehrzahl der Fastenden in ganz hervorragendem Maße wünschenwert erscheint:

Die Gewichtsabnahme

Dabei bedenken Sie bitte, daß das Fasten eine Art von „gerechtem Lastenausgleich" bewirkt, man also die Kurve der Gewichtsabnahme immer nur individuell zu beurteilen hat. Ein Mensch, der Jahresringe von Bauchspeck ansetzte in den Lenzen und Sommermonden seines Lebens, wird weit mehr Gewicht loswerden als ein weniger belasteter Organismus. Man kann auch krankhaft magere Menschen fasten lassen, die dann naheliegenderweise nur wenig abnehmen und im Anschluß an Ihre Fastenkur eine weit über dem Ausgangspunkt liegende Normalgewichtigkeit erreichen. Noch fehlen der Forschung präzise Maßstäbe, um den Grad der Gesamtverschlacktheit eines Menschen exakt zu erfassen: Wir wissen zum Beispiel nicht genau, wie es um die Säfte- und Gewebebeschaffenheit im Zustande der Praecancerose steht, jenes wahrscheinlich langen latenten Vorstadiums, aus dem Krebs hervorgeht. Wir wissen nur, daß Krebs nicht aus heiterem Himmel plötzlich da ist — und wir sind berechtigt, ja verpflichtet, anzunehmen, daß die innere Situation eines praecancerösen Organismus in besonders dringlicher Weise der Reinigung und Richtigkeitsstellung bedarf. Nun erlebt der Fastenarzt immer wieder, daß in dem einen Fall ein Mensch normal abnimmt, das heißt, so, wie er es im Durchschnitt gewohnt ist, in einem anderen Fall wesentlich weniger und in einem dritten geradezu stürmisch: Es können Gewichtsstürze vorkommen, die in gar keinem Verhältnis zur Körperbeschaffenheit und zum Krankheitsbild des betreffenden Patienten zu stehen scheinen. Dennoch spricht auch hier die Natur eine untrüglich deutliche Sprache. Die meisten Menschen unserer Zeit und Zone sind von mittlerem Verschlackheitsgrad, sie sind so gesund oder krank, wie wir das leider heute als Durchschnittsbefund zu buchen haben. Geraten sie in die „Lumpenverbrennung" des Fastens, so verhält sich der Gewichtsverlust im zu erwartenden Verhältnis zu ihrem Inventar. Andere wieder erweisen sich als weit weniger entrümpelungsbedürftig, was man nicht immer ohne weiteres vorhersagen kann.

Im drittgenannten Fall, wo ein Mensch plötzlich geradezu erschreckend abnimmt, war es offenkundig höchste Zeit, daß er zu fasten begann, denn sein Organismus hatte sehr viel Böses sehr schnell loszuwerden. Noch läßt sich nicht beweisen, daß es sich in solchen Fällen um praecanceröse Krankheitsbilder handelt, aber es liegt außerordentlich nahe. Ganz bestimmt aber war die Lage ernst, sonst hätte die Kurve der Gewichtsabnahme anders ausgesehen.

Wenn Sie das bedenken, werden Sie begreifen, wie unsinnig es ist, den Kurerfolg allein von der Waage her beurteilen zu wollen. Zu den lästigsten Lamentationen, denen man als Fastenarzt ausgesetzt ist, gehört der — womöglich in tiefgekränktem Ton vorgetragene — Konkurrenzneid auf den Mitfaster, welcher mehr abgenommen hat. Jedes Krankheitsbild ist individuell, keine organismische Ausgangslage bei Kurbeginn gleicht der andern. Aus Durchschnittsbefunden hinsichtlich der Gewichtsabnahme dürfen Sie niemals schließen, daß auch Sie unbedingt zu diesem Durchschnitt gehören müssen. Hinzu kommt, daß die Gewichtsabnahme in den ersten Fastentagen stärker ist als später. Schon der Obst- und Glaubertag wirken enorm entwässernd und damit auf eine mit der Waage kontrollierbare Weise erleichternd. Bei Kurpatienten mit krankhafter Gewebsaufquellung können diese Tage eine größere Gewichtsabnahme bewirken als die anschließenden Fastentage selber. Aber auch sonst pflegen die Fastentage zuerst eine stärkere Gewichtsabnahme zu bringen. Das hat seinen höchst plausiblen Grund. Ich will ihn Ihnen an einem Bild klarmachen. In Kanada und Alaska kommt es vor, daß abgelegene Farmen vom Winter umschlossen werden und der Brennstoff für die Heizung ausgeht, daß aber zugleich die Transportwege und Eisenbahngleise, auf denen neuer herbeigeschafft werden könnte, schneeverweht und lange Zeit hindurch nicht passierbar sind. Die Farmer müssen jetzt alles verheizen, was ihnen an entbehrlichem Hausrat zur Verfügung steht. Zuerst kommt verstaubtes Gerümpel an die Reihe: zerbrochenes Mobilar, alte Zeitschriften und Bücher, Staubfänger mannigfacher Art, und auf diese Weise ereignet sich ein durch die Not provoziertes Großreinemachen, das den Räumen und ihrer Innenkultur nur förderlich ist. Gelingt es dann noch immer nicht, Brennstoff zum Heizen herbeizuschaffen, so wird genau überlegt, was jetzt für Heizzwecke geopfert werden darf. Nur in den allerverzweifeltsten Fällen wird man zuletzt auch Tische, Stühle und Betten in den Ofen stecken.

Ähnlich geht es im fastenden Organismus zu. Zuerst ist er großzügig, wenn ihm keine neue Nahrung mehr gereicht wird: Er hat ja übergenug zu verheizen. Je minderwertiger das Material, desto hemmungsloser wird es im Feuer des Stoffwechsels verbrannt. Allmählich aber, nachdem Fettdepots, Schlackenbestände und entartete Gewebe aufgezehrt wurden, kann nicht mehr so großzügig mit der Substanz umgegangen werden. Es setzt eine Art Ziselier-Arbeit ein: Überall, wo noch teilweise Belastungen und Ablagerungen zu tilgen sind, ohne daß größere Bestandsverringerungen riskiert werden dürfen, geht nunmehr die Feinmechanik des Archaeus, des inneren Arztes, vonstatten, der hier als ein ohne Messer arbeitender Chirurg wundersame Detailleistungen vollbringt. In dieser Phase werden meist die gefährlichen und hartnäckigsten Ablagerungsnester angepackt. Erst wenn auch da die verborgensten Winkel gereinigt und entrümpelt worden sind, müßte der Organismus an wertvolle Substanzbestände herangehen, wenn er während des Fastens seinen Stoffwechsel aufrechterhält. Das aber ist der Moment, in dem der erfahrene Fastenarzt die eigentliche Fastenkur beendet und sie über das Fastenbrechen in den Aufbau hinüberleitet.

Sie ersehen aus alledem, daß die Gewichtsabnahme nie genau voraussagbar und daß ihr Vergleich mit der des Mitfasters unstatthaft ist. Weit eher kann die individuelle Gewichtsabnahmekurve eine Art nachträglicher Diagnose ermöglichen, indem sie Auskunft gibt über den noch verborgen gewesenen Krankheitszustand, in dem Sie die Kur begannen.

Daher gewährt der jeden Morgen notwendige Weg zur Waage keinen Gradmesser für den Kurerfolg. Ein optimistisch gestimmter Faster wird sich freuen, wenn er relativ wenig abnimmt, weil er daraus ersieht, daß er mit relativ wenig Verschlackung belastet war — und er wird sich auch freuen, wenn er viel abnimmt, weil ihm das zeigt, wie sehr er die Kur nötig hatte und wie gründlich sie ihn reinigt und wiederherstellt.

Optimismus gehört zu den starken Triebfedern der Gesundung. Optimismus ist Genesungswille, ausgedrückt in zuversichtlich positiver Seelenhaltung. Dabei handelt es sich um ein Imponderabilium, auf deutsch: um etwas Unwägbares (und trotzdem schwer ins Gewicht Fallendes!). In solchen wichtigen und maßgeblichen Unwägbarkeiten dürfen Sie sich nicht ausgerechnet durch die Waage beirren lassen, umso weniger, als es auch noch andere Schwankungen der Gewichtsabnahme gibt, die ganz einfach kurbedingt sind. So erhalten Sie an den Sonn- und Feiertagen keinen Einlauf und keine Leberpackung, infolgedessen pflegt am nachfolgenden Tag der Grad der Gewichtsabnahme geringer zu sein als sonst. Dergleichen Belanglosigkeiten dürfen nie auf Ihre Stimmung einwirken!

Steht am Beginn des Fastentages die Gewichtskontrolle, so schließt sich alsbald der Besuch bei Ihrem Arzt an. Dort lernen Sie auch eine der Hilfsmethoden der Fastenkur kennen, das sogenannte „Roedern". Der Elberfelder Arzt Heinrich Roeder hat eine Methode erarbeitet, die durch Absaugen der Gaumenmandeln und eine Wischmassage der Rachemandel und des unteren Nasenganges auf das Zwischenhirn, die Hypophyse und das vegetative Nervensystem heilsam wirkt. Otto Buchinger sen. konnte diese Methode näher begründen und zu einer wichtigen Hilfsmaßnahme des Fastens ausbauen. Die Faster kommen leichter durch die Fastenkrisen hindurch, wenn sie „geroedert" werden. Der Grund dazu ist ohne weiteres einzusehen. Die Gaumenmandeln sind von Roeder als Ausscheidungsorgan des Lymphsystems betrachtet worden. Verstopfen sich diese Filter, oft durch übelriechende Pfröpfe, so ist eine der Entlastungspforten des Körpers gesperrt und es kommt zu Rückvergiftungserscheinungen. Daher die auf den Lymphkreislauf enorm befreiende Wirkung, wenn man die Gaumenmandeln mittels einer kleinen Glasglocke mit angeschlossenem Gummischlauch und Saugball absaugt, wobei es zugleich zu einer stärkeren Durchblutung dieser Organe kommt. Im unteren Nasengang befinden sich die Endorgane des vegetativen Nervensystems, die in Reflexverbindung zu Organen der Leibeshöhle stehen, zum Beispiel zu Gallenblase, Magen, Zwölffingerdarm, Gebärmutter. Eine Wischmassage über diese Schalttafel kommt einem heilsam aufweckenden Anklopfen gleich, welches diese Organe gewissermaßen zur Ordnung ruft. Ganz besonders aber gilt dies von der Rachenmandel, einem über dem Gaumen gelegenen Organ, das hauptsächlich während der Kindheit in Funktion steht, beim Erwachsenen aber nur als kleiner Organrest erhalten bleibt. Wichtig ist die Tatsache, daß diese Rachenmandel entwicklungsgeschichtlich eine Abfaltung des Hirnanhangdrüsen-Vorderlappens darstellt, des wichtigsten Teiles derjenigen unserer Drüsen mit innerer Absonderung, die unmittelbar zum Zwischenhirn gehört. Das Zwischenhirn ist als die übergeordnete Instanz des vegetativen Nervensystems, die Hirnanhangdrüse als die des Blutdrüsensystems nachgewiesen. Eine Wischmassage der diesem Organgefüge entwicklungs- und stammverwandten Rachenmandel wirkt weckend, anspornend, Heilreize setzend auf die genannte oberste Zentrale. Daher kommt dem Roederakt eine Bedeutung zu, die wir als Hilfsmethode der Heilfastenkur nicht missen möchten.

Eine weitere wichtige Hilfsmethode ist die rechte seelische Haltung der Patienten bzw. deren heilende Seelenführung durch den Arzt. Hier sei in diesem Zusammenhang nur gesagt, daß Sie zu Ihrem eigenen Nutz und Frommen solch rechte Haltung zuwege bringen müssen, wenn es zu Krisen oder Störungen im Kurverlauf kommt. Auftretende Beschwerden sind meist erfreulich. Ihre Reaktion auf das Fasten ist dem Arzt durchaus erwünscht und sollte es mithin auch Ihnen sein. Das Fasten soll ja anpacken, rütteln und allerlei Staub aufwirbeln. Denken Sie daran, daß es auch in jedem Haus ungemütlich zugeht, wenn Renovierungsarbeiten vorgenommen werden. Die Maurer und die Maler sind dann da, überall gibt es Reparaturen, es klopft, es tut sich etwas, Mörtel und Späne fliegen umher, Unruhe durchwaltet die Räume. Aber das Ziel, das dabei erreicht wird, heißt Neuwerdung. Analoges geschieht im Innern des fastenden Organismus. Es ist eine dem Fastenarzt und auch dem erfahrenen Fastenpatienten geläufige Tatsache, daß oft alte, längst erledigte Leiden sich kurz noch einmal melden, der Reihenfolge nach wie ein rückwärts gedrehter Film. Erst damit „erledigen" sie sich wirklich. Es liegt nahe, daß in solchen Krisenphasen auch die Stimmung depressiv sein kann. Das aber läßt sich vermeiden, ja ins Gegenteil umkehren, wenn man den biologischen Sinn derartiger Vorgänge wirklich versteht. Im letzten Kurdrittel etwa herrscht eine gehobene Stimmungslage vor.

Es darf Sie nicht verstimmen, daß Sie während des Fastens zum Frösteln und Frieren neigen. Der Besuch des Freibades ist aus diesem Grund untersagt. Denn der plötzliche massive Wärmeentzug im kühlen Bad kann zum Schock, zur Katastrophe, zum Ertrinken führen. Die zur Verbrennung Ihrer Stoffwechselschlacken nötige Wärme wird innerlich verbraucht. Wiederum ein sinnvoller Vorgang. Da der Organismus des Fastenden in einem ungewöhnlichen Maße sensibilisiert wird, ist er jeder Reizeinwirkung aufgeschlossener als im Alltagsbetrieb. Es liegt an Ihnen, ihm Reizeindrücke negativer Art fernzuhalten und seine Aufgeschlossenheit, die leiblich und seelisch gleichermaßen vorliegt, für Heilsames, Zuversichtliches, den Sinn der Kur Bejahendes auszuwerten. Was Ihnen an arzneilicher Hilfe zuteil werden kann, geschieht — wo es notwendig ist — zumeist aus dem Heilschatz der Homöopathie *Hahnemanns*. Wir erleben es immer wieder, daß Menschen, deren Reaktionsfähigkeit praktisch erloschen war, infolge Medikamentenmißbrauchs oder nach Röntgen- bzw. Radiumbestrahlungen, während des Fastens die Ansprechbarkeit ihrer Organismus auf biologische Feinreize zurückerlangen. So ist denn der Homöopathie hier ein besonders geeignetes Wirkungsfeld gegeben.

Wird die Wasserausscheidung im Fasten geringer als die erforderliche alltägliche Norm, so sehen wir das durch Arznei aus der Goldrute (Solidago virgaurea Ø) und bei wirklicher Herzschwäche mit Cynosid compositum günstig beeinflußt. Das Herzklopfen beunruhigt Sie im Fasten? Das Herz arbeitet nach wie vor unverändert wie zu Kurbeginn, eher sogar noch besser. Aber das Herzklopfen stört! Ihnen ist durch Crataegus oxyacantha Ø (aus dem Weißdorn) geholfen. Bei zusammenschnürenden Herzangstgefühlen Cactus grandiflorus D 4 (vielleicht noch besser das Kombinationsmittel der homöopathischen „Goldtropfen"). Die angeregte Schlaflosigkeit mit Gedankenzufluß wie unter Bohnenkaffeewirkung, weicht prompt im Fasten nach Coffea C 30. Die störende, aber nicht qualvolle, geschäftige Unruhe der Beine, die den Schlaf hindert, verschwindet ebenso prompt auf eine Gabe von Zincum metallicum C 30. Sie sehen an diesen ausgewählten Beispielen, in welcher Weise die Homöopathie die Fastenkur in ihrem Verlauf zu korrigieren vermag.

Und dasselbe gilt von der Seele! Auch sie wird neu empfindsam für Feinstes, Leisestes. Auch in ihr kommt es zu Ausscheidungen, neuem Bilanzziehen und entscheidenen

Selbstbegegnungen. Etwas von einer Wüstenwanderung — wie sie jeder Umkehr vorangeht — bleibt keinem Faster innerlich erspart.

Deshalb dürfen Sie auch nicht unwirsch sein, wenn Sie zunächst über

Schlaflosigkeit

hinwegzukommen haben. Tatsächlich verringert sich im Fasten das Schlafbedürfnis. Der Fastende reagiert empfindlich selbst auf feine Reize. Sowie Schlaflosigkeit auftritt, sollte man auch den leichten schwarzen Tee fortlassen und durch geeigneteres Getränk ersetzen, und sei es, wenn eine Kreislaufanregung überhaupt nötig ist, durch Sympatol in etwas Wasser. Statt nach Schlafmitteln zu rufen, sollten Sie auch dies als Heilmaßnahme des inneren Arztes werten: In solchen Nächten haben Sie Gelegenheit, einmal mit sich selbst tiefschürfend ins Gespräch zu kommen. Wie die gesamte Fastenkur eine Chance für Sie ist, so kann es auch eine Nacht sein, deren Schlaflosigkeit richtig verstanden und ausgewertet wird.

So häufig hört man die Versicherung, daß es an Zeit mangele. In der Tat haben viele moderne Menschen selbst für ihren eigentlichen, ihren inneren Menschen entweder zu wenig Zeit oder sie nehmen die Gelegenheit, mit sich selbst in der Stille Zwiesprache zu halten, nicht wahr. Sie sind möglicherweise mit sich allein schon in schlechter Gesellschaft. Sie sind Flüchtlinge vor sich selbst, die lieber nervös zum Radiostellknopf, Kriminalroman, zur illustrierten Zeitung oder Zigarette greifen. Die vielen neurotischen Schlafstörungen kommen häufig von der friedlosen, nervösen Selbstentfremdung, der chronischen geistigen Unterernährung, den unverarbeiteten Lebensproblemen. Nur einem

Wesen auf der Erde — nämlich dem Menschen — vermag selbst die Verzweiflung und Einsamkeit einer schlaflosen Nacht fruchtbar und schöpferisch zu werden. Das Grundgeheimnis des Schlafens ist weit weniger ein medizinisch-pharmakologisches als vielmehr ein geistiges Problem des modernen Menschen. Dem willensbetonten Managertum setzt der Schlaf eine Grenze. Hier kann man selbst mit aller Willenskraft nichts machen. Freilich gibt es chemotherapeutische Schlafmittel. Vor ihrem regelmäßigen Gebrauch wird jedoch allgemein gewarnt. Ein jeder muß seinen Weg des Schlafenlernens finden. Kommandieren oder Herbeiwollen kann man den Schlaf nicht. „Süßer Schlaf, du kommst unerbeten, unerfleht am willigsten . . .!" heißt es in Goethes Egmont.

Nur derjenige kann entspannt, genesend und erholsam schlafen, der sich selbst am besten zu lösen vermag und das allzu strapazierte Ich in Urlaub schickt, ins Land der Phantasie, der Träume, während der Leib in den pflanzenhaften, entspannten Urzustand vorübergehend zurückkehrt. Wenn wir uns diese Zusammenhänge vor Augen halten, dann wird uns klar, daß für den Schlaf im Grunde dieselben Voraussetzungen gelten wie wir sie bereits vorher für das Atmen besprachen. Die Mehrzahl der europäischen Menschen muß den rechten Schlaf wieder lernen. Eine der Vorbedingungen hierzu heißt innere Flur-Bereinigung — und dazu ist, wie gesagt, eine schlaflose Nacht manchmal besonders förderlich.

Lassen Sie mich Ihnen jetzt einige kurzgefaßte Regeln über die Schlaflosigkeit sagen, die ein Gutteil der Lebenskunst sind. Sprechen Sie mit Ihrem eigenen Innenmenschen etwa in folgender suggestiver Form:

Behandle auch dich und deine Sorgen mit Güte und Großzügigkeit. Die stillen Augenblicke des Tages sollen den Sorgen gewidmet sein. Nimm die Sorgen aber tunlichst nicht in die Zeit vor dem Einschlafen hinein — vor allem aber nicht in den Schlaf selbst! Freue dich schon ein bis zwei Stunden vor dem Zubettgehen auf den Schlaf. Denke nicht: Es wird ja wieder so werden wie gewohnt. Stelle dir vielmehr voller Freude den köstlichen Schlaf vor, der nun kommen wird. Er kommt gewiß! Wasche dich kurz kühl ab — erfrische dich dadurch! Öffne das Fenster und atme tief eine kurze Zeit in der kühlen Abendluft, die deinen Körper wohlig umgibt. Dann lege dich ins Bett — je nach deiner Erfahrung mit bloßem Körper in Leinentücher oder in eine Wolldecke eingehüllt. Vielleicht helfen auch noch zusätzlich feuchte Wadenwickel (Kneipp, Prießnitz) — das mußt du selbst herausfinden. Deine Sorgen hast du ja mit der Kleidung voller Vertrauen abgelegt. Selbstverständlich fordert das Leben von uns manchen Tribut. Aber wir dürfen getrost wissen: Es gibt kein Suchen ohne Versuchung, keine Führung ohne den Verführer. Immer sind auch Gegenmächte am Werk, wenn ein Suchender unterwegs ist. Geirrt und gefehlt zu haben, ist nicht schlimm. Aber wir haben uns ja unablässig und aufrichtig bemüht, nicht in Irrtum und Fehlern steckenzubleiben. Ein Dichter sagte einmal, dieses Leben bringt Freude und Irrtum, Gutes und Böses, Wohlklang und Disharmonie; aber wir dürfen voller Glück wissen, daß in der himmlischen Partitur, die auch über unser persönliches Leben geschrieben ist, längst alle Disharmonien in Wohlklang aufgelöst sind. Nichts endet in Disharmonie — alles mündet ein in Friede, Harmonie und Geborgenheit.

Das sind die Gedanken vor dem Einschlafen. Man spürt voller Wohlbehagen die gelöste natürliche Schwere der Gliedmaßen. Alles ist entspannt, entkrampft, gelockert und gelöst. Es heißt nicht: Ich will schlafen! Der gesunde Schlaf, Gnade und Geheimnis zugleich, läßt sich nicht kommandieren. Kein Schafezählen, das spannt an und macht wach. ICH schlafe! Denn dieses ICH begibt sich jetzt voller Bereitschaft und Vertrauen in ein wundersames Land der bunten Bilder und Träume. Die große heilsame, gnadenvolle Kraft, die uns alle trägt und tragen möchte (wenn der Menschenwille nicht so oft fehlerhaft-eigenwillig und manchmal verhängnisvoll dazwischengriffe), diese große und heilsame Kraft ergreift uns dann im Entschlummern. Sie trägt, erhält, ernährt und kräftigt uns. Wir brauchen nur Bereitschaft, Hingabe, Vertrauen. Wir dürfen uns im Schlaf dem großen kosmischen Gesetz des Lebens anheimgeben. Aus den Gesetzen der göttlichen Weltordnung werden wir nicht gestürzt. Wir fallen nur in den Mittelpunkt allen Sehnens hinein. So freuen wir uns schon, wenn wir uns zum Schlafen rüsten, über den Sinn und Wohllaut des Rilke-Gedichtes:

„Wenn etwas mir vom Fenster fällt
(und wenn es auch das Kleinste wäre),
wie stürzt sich das Gesetz der Schwere
gewaltig wie ein Wind vom Meere
auf jeden Ball und jede Beere
und trägt sie in den Kern der Welt.
Ein jedes Ding ist überwacht
von einer flugbereiten Güte
wie jeder Stein und jede Blüte
und jedes kleine Kind bei Nacht."

Wie lange soll man fasten?

So lautet gewiß jetzt die Frage. Wenn im Rahmen der Gegenanzeigen des Fastens keine Einwände bestehen, so kann man nach einer Faustregel verfahren:

Je hartnäckiger chronisch und je mehr in der Konstitution die Krankheit verankert ist, desto länger sollte gefastet werden. Selbstverständlich müssen die Ergebnisse der ärztlichen Untersuchung und die des Laboratoriums zugrunde gelegt werden. Eine Fastendauer von 14 Tagen sollte möglichst nicht unterschritten werden, und über ein 30tägiges Fasten werden wir kaum hinausgehen. Nur in ganz seltenen Fällen werden wir bis zu 40 Tagen fasten lassen. Der Beobachtungsgabe, der Erfahrung und dem therapeutischen Genius des Fastenarztes obliegt es, hier sein Wirkungsfeld beim einzelnen Patienten abzustecken: Sein Maßstab ist die Reaktion des Patienten und der jeweils erreichbare Erfolg. Die ungefähre und vorausschaubare Kurdauer wird mit dem Bleistift notiert. Je nach dem Verlauf der Kur sind — wenn erforderlich — Änderungen möglich. Der Patient weiß, daß der Plan kein unabänderlicher Richterspruch ist.

Nur wer erst über geringe Erfahrungen mit dem Fasten verfügt, sucht nach objektiven Zeichen seines oder des anderen Organismus, um aus den Zeichen des sogenannten Ausgefastetseins auf den rechten Zeitpunkt des Fastenbrechens schließen zu können. Selbst bei 40, 48 und gar auch 52 Fastentagen sieht man die Zunge immer noch belegt.

Und manchmal verschwindet aus noch nicht klar erkennbaren Gründen während des Fastens vorübergehend der Zungenbelag, um dann wieder zu erscheinen.

Ebensowenig erlauben uns das äußere frische Aussehen, der klar gewordene Harn oder das Zurückgehen der Krankheitsanzeichen usw. einen Rückschluß auf das Ausgefastetsein.

Mit der oben angegebenen Fastendauer, nämlich mindestens 14, nach Möglichkeit 21 Tage, wird man immer günstig fahren. Der Übergang vom Fasten zum Hungern wird etwa zwischen dem 50. und 60. Fastentag liegen. Dieser Übergang ist fließend; er besteht etwa darin, daß die wegzufastenden Krankheits- und Schlackenstoffe jetzt tatsächlich beseitigt sind und nun der fastende Organismus beginnt, seine eigenen gesunden Gewebe und Organe einzuschmelzen. Es wird praktisch unmöglich sein, den Zeitpunkt dieses Übergangs vom Fasten zum Hungern genau festzustellen. Die längste Fastenkur, die ich genauestens vom ersten bis zum letzten Tage überwacht habe, betrug 61 Tage. Es handelte sich um eine Patientin mit Gelenkrheumatismus und vegetativnervösen Störungen. Sie blühte im Fasten auf und wollte selbst am 42. Tag nicht aufhören.

Wann lassen wir das Fasten abbrechen?

Das kann nur die Erfahrung des die Fastenkur überwachenden Arztes bestimmen. Selbst bei gut vertragener Kur können uns gelegentliche Zwischenfälle dazu bewegen, das Fasten vorzeitig abzubrechen. Aus irgendeinem Grund, sei es aus seelischen oder vielleicht schilddrüsenbedingten Umständen, kann der Puls auf über 120 pro Minute ansteigen. Wenn er keine Neigung zur Normalisierung zeigt, lassen wir die Kur abbrechen unter gleichzeitiger Gabe von Aconit C 30 und Baldrian-Tinktur.

Angina-pectoris-Kranke können in seltenen Fällen während der Kur noch einen Anfall bekommen. Ohne Panik wird man mit ansteigenden heißen Unterarmbädern den Anfall lösen und die Kurfortsetzung dadurch gewährleisten können. Es bedarf dann im allgemeinen keiner Nitro-Präparate mehr.

Die gelegentlich im Fasten auftretenden, durch Absinken des Blutzucker- oder Blutkalkspiegels bedingten Zustände sprechen prompt und wirksam auf eine geringe Menge echten Rübensirups an, der in einem Becher heißen Wassers aufgelöst ist.

Indem wir ein bekanntes englisches Sprichwort erweitern, können wir nun sagen: Selbst ein Narr kann fasten, aber nur ein Weiser kann richtig fastenbrechen und nach dem Fasten richtig aufbauen!

Durch die Gewissenhaftigkeit des Fastenbrechens, durch die Art und die Diät des Aufbaues wird entschieden, ob sich die Kur zum Erfolg oder Mißerfolg gestalten wird. Eine quantitative und qualitative Mäßigung bei einer ärztlich verordneten und überwachten ansteigenden Aufbaukost ist wesentlich.

Die Aufbauzeit sollte mindestens sieben, nach Möglichkeit vierzehn Tage lang beobachtet werden. Der Fastenleiter kann seinen Patienten nach der Kur etwa folgende Diätvorschriften und allgemeine Richtlinien geben, die durch den weiteren Verzicht auf Tabak- und Alkoholgenuß unterstützt werden:

DIÄTPLAN

für die Nachfastentage und die Aufbautage

Wissen Sie, daß die wichtigsten Aufbauspeisen aus Frischkost bestehen, die bereits zehn Minuten nach der Zubereitung an Vitaminwert abnehmen? Deshalb halten Sie bitte die Tischzeiten genau ein.

Menge, Art und Zusammenstellung der Speisen sind das Ergebnis vieljähriger Erfahrung und Überlegung. Die servierten Portionen sind Maximalmengen: sie dürfen je nach Sättigungsgefühl unterschritten, keinesfalls aber überschritten werden. Das Ziel der Mahlzeit eines Aufbautages ist nicht satt zu werden! Viele im Aufbau befindliche Patienten essen in dieser Zeit zu ihrem eigenen Schaden zu reichlich, außerdem auch noch gelegentlich zusätzlich qualitativ falsch, bei Besuchen in Cafés, Restaurants oder auf Ausflügen. Dazu rechnen selbstverständlich auch Tabakgenuß, Bohnenkaffee, Torten, Schlagsahne und Süßigkeiten.

Alle Speisen außer der hier verabreichten Kostform sind für Kurpatienten, die ein Fasten beendet haben, bedenklich und daher ärztlich verboten.

Die Wiedereinstellung des Organismus auf eine gesunde Ernährungsfunktion muß liebevoll und in kluger, ansteigender und mäßiger Weise geschehen. Niemals sind die vom Arzt gelehrten Eßregeln wichtiger als gerade in dieser Aufbauzeit: langsam essen, nicht viel reden, jeder Bissen muß bewußt und gründlich gekaut und eingespeichelt werden. Die Aufbautage nach dem Fastenbrechen sind also keineswegs ein Entlassenwerden in die alten Fehler der Lebensweise, sondern sie sind bis mindestens in die kommenden Wochen hinein noch immer eine Verantwortung erfordernde Nachkurzeit. Sie stellen sonst Ihren Kurerfolg in Frage.

Ausdrücklich ist zu betonen, daß es sich um eine *ärztlich verordnete* Aufbaukost handelt. Auf Appetitslaunen kann keine Rücksicht genommen werden. Berechtigte Einwände gegen einzelne Gerichte oder gegen die Gesamtzusammenstellung (gegebenenfalls aus gesundheitlichen Rücksichten besonderer Art) sind nach Aushändigung dieses Diätplanes rechtzeitig dem Arzt zur Kenntnis zu bringen. Die ärztliche Leitung behält sich Änderungen dieses Diätplanes vor.

Das Fastenbrechen: Nach langjährigen Erfahrungen hat sich ein frischer Apfel als die endgültige und beste Form erwiesen, um das Fastenbrechen einzuleiten. Seine organischen Spurenstoffe werden dem Organismus in der naturgegebenen und ungeschmälerten Form übermittelt, wobei Pektin und dem Kerngehäuse bekanntermaßen eine die Darmbewegung fördernde Funktion zukommen. Bedingung: Der Apfel muß ungeschält und mit dem Kerngehäuse gegessen werden. Und er muß aufs sorgfältigste gekaut werden. Sollte die Kauleistung des Gebisses oder der Prothese nicht ausreichen, so lasse man sich unmittelbar an der Tafel den frischen Apfel reiben und nehme ihn sofort in dieser Form unter gutem Einspeicheln zu sich.

Der Fastenbrecher tut gut, nach dieser feierlichen Rückgliederung in die Gruppe der Esser sich in sein Zimmer zurückzuziehen und mit einer Wärmflasche auf dem Bauch zu ruhen. Das ist die beste Gelegenheit, wichtigen Gedanken nachzuhängen und auch — spätestens jetzt — gute Vorsätze für eine sorgsame Einhaltung der Regeln gesunder Ernährung zu fassen, die zumindest lauten sollten: wenig essen, jede Mahlzeit mit Obst, Salat oder Rohkost beginnen. Langsam essen, gut kauen und gut einspeicheln. Nicht zum Essen trinken, nicht viel reden. Sich an jedem Bissen freuen und rechtzeitig aufhören, wenn das Hungergefühl gestillt ist. Denn nicht Hunger macht dick, sondern der nach des Hungers Stillung noch weiter bestehende Appetit, die Lust am Essen!

Fastenbrechen:

Ein Apfel. Ein Apfel für den Nachmittag. Abends: schlichte Kartoffelsuppe mit frischen Kräutern.

1. *Aufbautag* (haben Sie die obenstehende allgemeine Einführung genau gelesen?):

Am Bett: Pflaumen oder Feigen (eingeweicht und gequollen)

Frühstück: „Vierwinde"- Tee; Müsli (Getreide, Getreidekeime); drei Äpfel für den Tag (sollen nicht im Zusammenhang mit den Mahlzeiten gegessen werden, sondern dienen als kleiner Imbiss *zwischen* den Mahlzeiten).

Mittag: Frischsalat, rohe Mohrrübe zubereitet, Kartoffelbrei

Nachmittag: (von der Station des Hauses) „blonder" Schwarztee mit Milchzucker oder Honig, ein Knäckebrot mit Honig.

Abend: Frischobst (z.B. Apfel, Banane oder Apfelsine), zehn Gramm Butter, ein Graham- und ein Knäckebrot, Hagebuttentee.

Erläuterung: Wer seine Gewichtszunahme in Grenzen halten will, tut gut daran, Zurückhaltung im Genuß von Brot und Butter zu üben.

Wer an Schlaflosigkeit leidet, oder leicht nervösüberreizbar ist, der tut gut daran, Schwarztee zu vermeiden und statt dessen sich deutsche Teesorten zu bestellen: Brombeerblättertee, Apfelschalentee, Hagebuttentee. Die deutschen Haustees sind bekömmlich, ja eher noch als der Schwarztee gesundheitsförderlich, wenngleich sie im langläufigen Vorurteil meist zu Unrecht als nicht „hoffähig" angesehen werden.

Aber sie werden neuerdings wieder „entdeckt" und wieder hochgeschätzt.

2. Aufbautag:

Am Bett: Pflaumen oder Feigen (eingeweicht).

Frühstück: Müsli, Butter, Graham- und Knäckebrot, 1 Tasse Buttermilch, drei Äpfel und etwa zwölf Haselnüsse für den Tag.

Mittag: Salat, Möhren in Butter, ungeschälter Reis, ein Schälchen Quark als süße Nachspeise.

Nachmittag: Butter, Knäckebrot, Tee.

Abend: Bunte Salatplatte, Graham- und Knäckebrot, Butter, Magerkäse, Hagebutten- oder Zitronenmelissetee.

3. Aufbautag:

Am Bett: Pflaumen oder Feigen (eingeweicht).

Frühstück: Butter, Waerland-, Graham-, Knäckebrot, etwas Konfitüre, 1 Tasse Buttermilch, drei Äpfel und etwa zwölf Nüsse für den Tag.

Mittag: Große Rohkostplatte mit etwas Zwiebeln, zwei Pellkartoffeln, 20 g Butter, eine Satte Dickmilch.

Nachmittag: Knäckebrot, Butter, Honig, Tee (hell).

Abend: Frischobst Naturvollwert-Schrotbrei (schmackhaft zubereitet), Quark mit Gewürzkräutern, Graham-, Waerlandbrot, 20 g Butter.

4. Aufbautag:

Am Bett: Pflaumen oder Feigen (eingeweicht).

Frühstück: Müsli, Waerland-, Grahambrot, Butter, Honig, Marmelade, 1 Tasse Buttermilch.

Mittag: Möhren-Rohkost mit Frischsauerkraut oder grüner Salat mit Frischsauerkraut. Suppe in der Tasse, Kartoffeln und Gemüse. Quarksüßspeise als Nachtisch. Obst und Nüsse für den Nachmittag.

Abend: grüner Salat oder Rohkost, italienischer Salat mit Mayonnaise, Waerland-, Grahambrot mit Käseplatte und etwas Butter. Deutscher Tee nach Wunsch.

5. *Aufbautag* = 1. Vollkosttag, modifiziert je nach Jahreszeit. Siehe Wochen-Speiseplan.

Nachwort:

Der ungeschälte Reformreis wird mit voller Absicht gereicht. Vom ungeschälten Reis her begann die für die moderne Ernährungsforschung maßgebende Erkenntnis der Vitamine.

Die Unsitte, das Reiskorn (wie auch das Getreidekorn überhaupt) zu schälen und zu bleichen, weil es dann schneeweiß aussieht, ließ nach ihrer Einführung millionen Menschen, hauptsächlich in Asien, an den schwersten Vitamin-Mangel-Schäden erkranken. Nur das ungeschälte und ungebleichte Reiskorn gewährleistet den vollen gesundheitlichen Wert. Es ist für uns selbstverständlich, daß wir auch gegen alle Hausfrauenvorurteile nur vollwertige Kost reichen.

Statt des Kochsalzes verwenden wir nur Meersalz. Dieses enthält nämlich sämtliche mineralischen Gegenspieler des in der reinen Form schädlichen Minerals „Kochsalz". Außerdem sind im Meerwasser noch eine Vielzahl lebenswichtiger Spurenelemente. Das „mineralische Universum" Meerwasser ist zur milden Salzung im allgemeinen keine Gefahr.

Das oben aufgeführte Schema gibt nur allgemeine Anhaltspunkte. Die Aufbaukost muß auf den einzelnen Krankheitsfall individuell abgestimmt werden. Die zur Stuhlverstopfung neigenden Patienten bedürfen einer besonderen Überleitung. Ich empfehle, ihnen etwa vom zweiten Nachfastentag an frühmorgens in Wasser aufgeweichte, aufgequollene kleingehackte Feigen zu geben. Auch das Feigenwasser muß getrunken werden. Zu den Mahlzeiten empfehle ich ein bis zwei Eßlöffel frisch gemahlenen Leinsamen. Auch eingeweichte Backpflaumen erweisen häufig gute Dienste. Denn meist ist es der Motor des Magen-Darm-Gebiets, der noch nicht recht anspringen will; mit Müdigkeit, Völlegefühl und Aufgeblähtsein, Arbeitsunlust und Gliederschwere verbringt der eine oder der andere Fastenpatient dann die ersten zwei bis drei Aufbautage, wenn er nicht sorgfältig gekaut und eingespeichelt hat. Auch wenn noch leichte erinnernde Mahnungen an die Krankheitstage auftreten, so gehen sie in der Regel bald vorüber. Mit „Roedern" und homöopathischen Arzneien werden die Aufbautage gut zu steuern sein. Denn besonders in den Nachfasten- und in den Aufbautagen ist die straffe ärztliche Führung erforderlich. Während der Patient etwa im letzten Drittel der Fastentage überwiegend froh gestimmt war, so erlebt er gelegentlich in den Tagen des Aufbaus Beschwerden einer sogenannten „Rückstoß-Krise".

„Die Träne quillt, die Erde hat mich wieder". Aber weder den Arzt noch den Patienten dürfen leichtere Rückstoßerscheinungen am Enderfolg zweifeln lassen. Hier heißt es wirklich: Bange machen gilt nicht! Die im Scheiden begriffenden Dämonen der Krankheit schütteln aus der Ferne noch einmal die Faust. Und sollte nach dem Fasten noch ein Krankheitsrest zurückbleiben: man darf nicht ängstlich sein. Denn auch der Rest verliert sich meistens unter der Nachwirkung der Fastenkur und dem guten Einfluß vernünftiger Lebens- und Ernährungsweise. Und eine Kurwiederholung im nächsten Jahr steht ja schon auf unserem Plan.

Mit einer gewissen Ungeduld warten vor allem diejenigen Patienten, die zu einer chronischen Stuhlverstopfung neigen, auf den ersten Stuhlgang nach dem Fasten. Man muß ihnen suggestiv die panische Furcht ausreden, denn der Darm beginnt normalerweise vom dritten oder vierten Tag an spontan zu „funktionieren". Es empfiehlt sich allerdings gelegentlich, den ersten, häufig verhärteten Stuhl durch einen Einlauf zu entfernen.

Mit einer Gewichtszunahme von etwa 1,5 kg nach dem Fasten muß man mindestens rechnen. Denn soviel wiegt durchschnittlich die Menge der Darmfüllung.

In zunehmendem Maße wachsen in den Aufbautagen Lust und Interesse des Patienten für sein Wiedereintreten in die Berufsarbeit.

Etwa am siebten Aufbautag erfolgt die ärztliche *Abschlußuntersuchung und -beratung.* Mit wiedererwachter Leistungsfähigkeit und Arbeitslust reist der durch das Fasten gereinigte Mensch ab, seinen individuell zugeschnittenen „Ordnungsplan" für die künftige Lebens- und Ernährungsweise in der Tasche.

Kann man „ambulant fasten"?

Häufig hört man die Frage, ob es unbedingt der Aufnahme in ein Krankenhaus, eine Klinik oder ein Sanatorium bedarf, um zu fasten.

Der erfahrene Fastenarzt muß von einem ambulanten Fasten abraten, denn eine solche Kur ist riskant. Verschiedene Zwischenfälle können den Patienten und seinen Arzt, der die Verantwortung für das ambulante Fasten übernimmt, unangenehm überraschen. So treten zum Beispiel vorwiegend im ersten Kurdrittel depressive Zustände auf, die besonderen seelischen Zuspruchs bedürfen. Steinkoliken, Angina-pectoris-Anfälle und andere Herzsensationen, aus dem Absinken des Blutzuckers oder Blutkalkspiegels herrührende Zustände und andere Alarmsituationen können im Fasten plötzlich auftreten. Sie bringen den Patienten und seine meist ratlose Umgebung in arge Angst und Verwirrung.

Wird bei einer ambulanten Kur der vielbeschäftigte praktische Arzt, ja wird der geplagte Kassenarzt zu jeder Tages- und Nachtzeit sofort benachrichtigt werden und dann auch zur Stelle sein können? Wird er über so viel Zeit vor Kurbeginn und während der Kur verfügen, um jeden einzelnen Fastenpatienten eingehend über Sinn, Zweck und Technik der Kur unterrichten zu können? Denn der ambulante Fastenpatient muß ja unter erschwerten Verhältnissen inmitten des Entstehungsmilieus seiner zu behandelnden Krankheit fasten, von mehr oder weniger verständnislosen Familien- und Hausgemeinschaftsmitgliedern umgeben. Wird er innerlich stark genug sein, ihrem Einfluß in den schwachen Momenten erfolgreich widerstehen zu können, da dieses Problem selbst in einer reinen Fastenklinik nicht hundertprozentig zu lösen ist? Wie soll der Arzt einen ambulant fastenden Patienten ausreichend und stets alarmbereit überwachen können, damit starke Reaktionen, Rückvergiftungserscheinungen und Heilkrisen nicht den guten Erfolg gefährden? Der Fastende rekapituliert, wie wir bereits hörten, oft deutlich seine frühere Krankheitsgeschichte, die durch das Fasten jetzt erst abgeschlossen werden soll. Wer sieht nicht ein, daß in einer speziellen Fastenklinik, umgeben von Mitfastern, die seelischen und körperlichen Umstände des Fastens viel leichter zu ertragen sein werden?

Wir wollen nicht außerdem noch ausführlich von den pflegerischen Erfordernissen sprechen, die in der Kur pünktlich, routinemäßig ablaufen müssen, von den Einläufen, den verschiedenen Tees und anderen Getränken, von der Leberpackung oder von den häufig notwendigen zusätzlichen Behandlungsmaßnahmen, die nur klinisch durchzuführen sind.

Also: nur selten wird ein Patient mit guten Erfolgen ambulant fasten können. Wenn aber die Heilfastenkur sich immer mehr einbürgert und die Vorurteile, die bei Ärzten und Patienten noch immer umgehen, dem Wissen von der modernen und auch uralten Wahrheit des heilenden Fastens Platz gemacht haben, dann wird gewiß auch die Zeit für eine allgemeine Verbreitung von Fastenanstalten gekommen sein. Bis dahin wird man eben noch viele verzweifelte Bluthochdruckkranke sympathektomieren, lebensmüde Angina-pectoris-Leidende bei Nitro-Präparaten ans Bett gefesselt halten und geplagte Schuppenflechte-Patienten erfolglos mit Salbe traktieren müssen.

Ein weiter Weg ist bis dahin noch zurückzulegen. Und man kann inzwischen viele Fehler machen. So muß zum Beispiel unbedingt beachtet werden, daß man einzelne Fastenpatienten nicht mit Kranken in größere Zimmer oder gar in Krankensälen zusammenlegt. Fastenpatienten müssen ganz unter sich und von anderen möglichst isoliert sein. Besuche Unwissender stellen unter Umständen eine Gefahr für den Kurverlauf dar, denn das Fleisch ist schwach... Daher bedarf die Heilfastenkur steter Überwachung und Disziplin, die sich der Fastende freiwillig zum Zweck seiner Gesundung auferlegt hat.

Der Fastenleiter umgibt seine Patienten mit freundlicher, zuversichtlicher und stärkender Fürsorge und sucht darauf hinzuwirken, daß die Gespräche positiven Inhalts sind. Negatives schadet allen, sowohl denjenigen, von denen es ausgeht, als auch den Zuhörern, bei denen es leicht zur seelischen Verwundung - oder zumindest zur psychischen Belastung werden kann. Daher lautet ein Gesetz: Nicht über die Krankheit sprechen — nur beim Arzt. Ebenso heißt es auch: Nicht über Essen sprechen, da dies Gespräch auf dem Weg über die Vorstellkräfte („Imagination") Hungergefühle auslöst.

Mit großer Dankbarkeit läßt sich die fastende Gemeinde den konzentrierten Inhalt des Buches von Rhine: „Die Reichweite des menschlichen Denkens" (Stuttgart, Deutsche Verlagsanstalt) vortragen. Denn die Konsequenzen aus diesen Laboratoriumsexperimenten reichen in die weitesten Bezirke des eigentlichen menschlichen Wesens hinein. Wie hätte man sich noch vor wenigen Jahrzehnten als Wissenschaftler blamiert, wenn man den Mut gehabt hätte, in einem Buch von der selbst tote Gegenstände bewegenden Kraft des Menschengedankens zu sprechen oder gar diese Wirkung der Gedankenkraft als experimentell bewiesen anzusehen! Und was müssen wir daraus für uns entnehmen? Gerade der Fastende ist in besonderer Weise sensibilisiert. Und ohne Grenze ist die Reichweite selbstgefaßter oder übermittelter Heilgedanken!

Wie können wir uns
die überraschend gute und starke Wirkung
des heilenden Fastens erklären?

In einem Vortrag beantwortete ich diese Frage, für die sich
vor allem Fachleute interessieren, folgendermaßen:

Keineswegs wird „gezaubert" oder absichtlich mit Sugge-
stivkräften beeinflußt, wiewohl der Patient zu Beginn der Kur der genauen Aufklärung bedarf über alles, was geschieht und geschehen wird.
Er wird besser eingestellt und folgsamer sein, wenn er dies alles weiß
und warum es geschieht. Er muß sich freiwillig — um zu genesen — für
eine bestimmte Zeit vertrauensvoll dem formenden Kraftfeld des Fastenarztes überantworten. Freiwillig entsagt er zu einer regenerativen
Pause der Nahrung, sagt Valet allen damit verbundenen Freuden, um
sich innerlich auch von allen Essensvorstellungen lösen zu können. Wenn
man sich der Fastenkur hingibt, so ist es gut, sich nicht zu verkrampfen.
Denn die Folge würde alles andere sein als eine rechte Gesundung und
Erholung. Getrosten Mutes gibt er sich der Arbeit hin, die der „innere
Arzt" verrichtet. Fast stets heißt es nach der Kur, daß sie doch überraschend leicht gefallen sei. Die Nahrungsgelüste und Essensvorstellungen seien nach spätestens fünf Tagen verschwunden gewesen. Der
störende Betrieb von Telefon, Besuch, Geschäftsbesuch, Geschäfts-
korrespondenz, von Hotel- und Restaurant- oder Café-Besuchen sind
während der Kurdauer durchaus von Übel.

Um es dem Patienten verständlicher zu machen (manchem
ist es dann wirklich aus psychologischen Gründen leichter!), kann man
ihn vielleicht eine feierliche Erklärung etwa folgenden Wortlauts unter-
zeichnen lassen:

„Mein behandelnder Arzt hat mich darauf aufmerksam
gemacht, daß der Behandlungs- und Kurerfolg auch ganz
wesentlich davon abhängt, wie ich die Regeln und Gesetze der Heilfastenkur befolge. Vor allem weiß ich, daß
jegliches Einnehmen von Nahrung, also auch Bonbons, Pralinen, Keks, Kuchen, Gebäck oder Torte den Kurerfolg in
Frage stellt, ganz besonders auch Rauchen und Alkoholgenuß und sei es ein Glas Sekt, Wein oder Bier. Ich bin darüber unterrichtet, daß die Gesetze des kurmäßigen Verhal-
tens in ähnlicher Weise auch für die Aufbautage nach dem
Fasten gelten. Weil ich weiß, daß all dies nur zum Vorteil
meiner Gesundheit dienen soll, unterwerfe ich mich frei-

willig diesen Regelungen, unterschreibe dieses „Gentle-man-Agreement" und erkläre, daß ich dann, wenn schwache Momente kommen sollten, dies frühzeitig mit meinem Arzt besprechen, ihm aber später dann, wenn ich einen Fehler gemacht haben sollte, diesen mitteilen werde. Denn so können vielleicht noch rechtzeitig nachteilige Auswirkungen auf die Kur verhindert werden. Ich vertraue — um gesund zu werden — meinem Arzt, und er vertraut mir. Ich werde mithelfen, daß meine Kur ein voller Erfolg wird. Zu diesem feierlichen Entschluß unterschreibe ich die oben aufgeführte Erklärung."

Unser Patient befindet sich jetzt im Fasten. Es setzt eine allgemeine Ausschwemmung des Gewebes ein, der eine starke Entschlakkung folgt. Diese können wir — um nur ein beweiskräftiges Beispiel zu wählen — im Laboratorium an einem auf das Zehnfache des normalen Wertes angestiegenen Gehalt des Blutes an Schlackenstoffen aufzeigen („ Xanthoprotein- und Indikanspiegel im Blut"). Die hauptsächlich aus dem Bindegewebe (Mesenchym) erfolgende Entgiftung ist in ihrem größten Umfang etwa nach 14 Tagen beendet. Es folgt bald die Phase der sogenannten Säurekrise, der Acidosis oder besser Acidität, diese Änderung der aktuellen Reaktionen, da es sich ja nur um eine relative Änderung handelt, nämlich um die Minderung der Alkalireserve. Normalerweise ist das Gewebe schwach sauer und das Blut schwach alkalisch.

Nun wird all das angepackt, was sich von der Krankheit am hartnäckigsten behaupten möchte und schon irgendwie im Konstitutionsgefüge verhaftet ist. Ein langes und gründliches Fasten verrichtet fast Wunder, wiewohl es aber keine restitutio ad integrum geben kann, wie wir wissen. Die Widerstandsfähigkeit gegen Infekte ebenso wie die zähe Durchhaltekraft haben in dieser zweiten Fastenphase der acidotischen Säftelage ihre ursprüngliche Wurzel. Der Geist des Fastenden ist auffallend häufig in gehobener Stimmung; er ist voller Gedanken, Bilder, Kombinationen und erfreulicher Gedankenverbindungen. Eine in angeregter Stimmungslage begründete Schlaflosigkeit voller Gedankendrang und ohne quälende Gefühle wird mit homöopathischer Arznei, Coffea C 30 als Simillimum behoben. (Nach dem Grundsatz der Homöopathie „similia similibus curentur" — Ähnliches soll mit Ähnlichem behandelt werden.) Also — eine Hochpotenz wird gewählt! Denn der Organismus des Fastenden ist sensibilisiert, aufgeschlossen für homöopathisch-arzneiliche, feine Reizwirkungen, so daß vor allem Hochpotenzen gut wirken, wenn sie als Arznei-Kugelschuß gut gezielt werden. Wer das Phänomen der Heilwirkung eines Simillimum fast täglich in seiner Fastenpraxis sieht, der kann aus voller Überzeugung „propter hoc" sagen.

Im Blut- und Stoffwechselgeschehen des Fastenden ist folgendes zu beobachten: Das Blut wird vorübergehend durch die anfänglich starke Entwässerung und Ausschwemmung gering eingedickt. Auch die Gerinnungsfähigkeit des Blutes nimmt zu, ebenso die Acidosis im Blut bei absinkendem Alkalivorrat. Sein Tief fällt mit dem Höhepunkt der Fastenbeschwerden zusammen. Der Faster empfindet bisweilen ein Gefühl des Fröstelns, weil die Körpertemperatur leicht absinkt. Den Zuckerkranken bekommt das Fasten besonders gut, da beim Fasten der Blutzucker sinkt. Diese Erscheinung spürt manchmal sogar der fastende Nicht-Diabetiker nach anstrengender mittäglicher Leberpackung, wenn er sich unbesonnenerweise allzu plötzlich aus der „Horizontalen" aufrichtet. Dann und auch sonst während des Tages kann einmal ein leichter hypoglykämischer Zustand eintreten, der eigentlich stets völlig harmlos ist und schnell mit etwas gesüßtem Fruchtsaft, ganz wenig Bienenhonig oder 1 - 2 linsengroßen Pfefferminzplätzchen zu beseitigen ist. Die Anpassung des Herzens an die verminderte Energie- und Stoffwechselumsetzung besteht in einem langsameren Pulsschlag. Die Schlagfrequenz sinkt ab — manchmal bis zu einem ausgesprochenen bradycarden Puls bei aber deutlich besserem Schlagvolumen des Herzens. Der erhöhte Blutdruck sinkt, der krankhaft niedrige Blutdruck steigt nach dem Fasten (nach oft anfänglich noch weiterem Absinken) über den Anfangswert hinaus an. Das Arbeitstempo der Drüsen mit innerer Sekretion verlangsamt sich: besonders vorteilhaft ist das zum Beispiel bei den heute so zahlreichen (eng mit dem psychovegetativ gestörten Zustand verknüpften) leichten Fällen von Hyperthyreose, der übermäßigen Absonderung der Schilddrüse. Dann ist zu beobachten, daß sich der gering erhöhte Grundumsatz in erfreulicher Weise senkt. Andere Drüsen hingegen, wie zum Beispiel die Tränendrüsen, sondern häufig im Fasten stärker ab. Ängstliche Faster glauben dann, weil sie nun durch eine Art von Flüssigkeitsschleier blicken müssen, die Augen und die Sehfähigkeit verschlechtern sich. Diese Erscheinung ist aber keineswegs alarmierend, sondern völlig harmlos.

Physiologisch erklärt sich die überaus günstige Fastenwirkung wohl vor allem, aber keineswegs allein, aus der Reinigung und Wiederbelebung des hochbedeutsamen Bindegewebes — des omnipotenten Mesenchyms — aus der Beseitigung der „Mesenchym-Blockade". Nach Schade besteht in unserem Organismus das Dreikammersystem. Diese drei Kammern werden durch die drei Gewebsgruppen Blut, Bindegewebe und Organzellprotoplasma repräsentiert. In welcher Richtung die Stoffwechselvorgänge auch verlaufen: stets müssen sie das Bindegewebe durchwandern. Den Depot-Funktionen des Bindegewebes entsprechend werden gerade hier leichte Schadensstoffe und ähnliches abgelagert. Der Schadesche Hinweis auf die wichtige Stellung des Bindegewebes erklärt uns auch die ernsten Gefahren für die Gesundheit, die aus einer Bindegewebs-Verschlackung entstehen können. Auch das Überwärmungsbad und die Massagebehandlung versuchen das Bindegewebe zu entlasten. Bei der Massage im besonderen werden die Bindegewebseinlagerungen ins Blut und in die Lymphströmung hineingepreßt. Sie entfalten möglicherweise sogar dadurch eine Art Reizkörper-Allgemeinwirkung. Aber das Indikationsgebiet des Heilfastens ist umfangreicher und die Wirkung durchgreifender und nachhaltiger. Denn es wird dabei im ganzen Organismus ein Gefälle erzeugt, zu dessen gesunder Wirksamkeit die Massage nur beitragen kann. Im Fasten strebt der Organismus wahrscheinlich eine Wiederherstellung der normalen Eiweiß-Kolloiditätsverhältnisse an, die an allen Stellen (nicht zuletzt auch im Gefäßsystem) von entscheidender Bedeutung sind. Wir fragen uns unter dem Eindruck der Schadeschen Ausdeutung, ob es sich nicht im Fasten überwiegend um eine Beschleunigung regenerativer Stoffwechselvorgänge unter Mitwirkung katalytischer Kräfte handelt. Es mag wohl eine „Enthemmung fermentativer Prozesse im anaeroben Teil des Zellmechanismus" (L.R. Grote) sein, ein „fermentativer Dehydrierungsvorgang" (Theorie von Wieland) oder etwa die Wirkung von speziellen Oxydationsfermenten, die vielleicht gebildet werden von den in der Fasten-Zellmauserung entstandenen „Nekro-Hormonen" (Bier). Wahrscheinlich kommt bei diesen regenerativen und katalytischen Stoffwechselvorgängen und vor allem im Fermenthaushalt auch dem Eisen und dem Cystein eine besondere Bedeutung zu.

Bogomoletz (Moskau) und Bardach (Paris) haben bereits einige Jahre an vielen Patienten wertvolle Beobachtungen gesammelt mit einem „orthobiotisch" genannten, den ganzen Organismus förmlich aktivierenden, ja angeblich sogar verjüngendem Serum. Dieses Serum wird aus Bindegewebe und Reticulo-Endothelial-Gewebe durch Kochsalz ausgezogen und wird nun öfter, wie wir es vom Diphtherie-Serum her kennen, einem Pferd (bei Bogomoletz) oder einem Kaninchen (bei Bardach) eingespritzt. Dieses nun wiederum vom Pferd oder vom Kaninchen gewonnene Serum wird dem Patienten injiziert. Wiewohl diese Beobachtungen auf dem Injektionsweg gemacht wurden, so dürfen wir bei aller Zurückhaltung vielleicht doch schon folgendes sagen: Auch die Erfahrungen von Barlach und Bogomoletz scheinen uns darauf hinzuweisen, daß das Geheimnis der Verjüngung und der biologischen Aufwertung mit einer Bindegewebs-Aktivierung einhergeht. Das so ungemein wichtige Bindegewebe, welches schon Felix Buttersack vor mehr als 50 Jahren mit Recht als „Grundgewebe" bezeichnete und in seiner Bedeutung für die Therapie erkannte, wird aber durch eine Maßnahme so lebensgemäß aktiviert wie eben durch das Heilfasten.

Aber meines Erachtens ist ebensosehr an eine neuro-hormonale Regenerationswirkung des Fastens zu denken! Die auffallende Besserung der Gelenke bei fastenden Arthritikern, deren Wirkungsbild an die Beschreibungen einer ACTH- bzw. Cortison-Behandlung erinnert, gibt zu besonderen Überlegungen Anlaß. Darauf konnte ich schon 1950 hinweisen. Wir wissen, daß nicht nur die Entdeckung des Nebennierenhormons Cortison uns neue Perspektiven eröffnete, sondern darüber hinaus gerade auch die Entdeckung des adreno-corticotropen Hormons (ACTH), das einen wichtigen, regenerierenden Einfluß im direkten Sinn auf das Bindegewebe und die Gelenke hat. ACTH vermindert aber auch die Widerstandskraft des Organismus gegenüber Infektionen, während der gerade in den USA im Stadium näherer Erforschung befindliche Antagonist des ACTH, das somatotrope Hormon (STH) ist, das unter anderem die Widerstandskraft des gesamten Organismus erhöht.

Beide, ACTH und STH, sind Hypophysen-Vorderlappenhormone. Beide ergänzen und steuern ihre Wirkungen gegenseitig. Beide werden durch eine „stresscondition"* des fastenden Körpers zweifellos vermehrt ausgeschüttet. Es wird aber während der Kur ja nicht allein gefastet: dreimal in der Woche läßt der Patient die Roeder-Methode über sich ergehen. Und die im 2. Akt des Roederns ausgeübte indirekte Hypophysenreizung wirkt zweifellos zusätzlich anreizend auf die Hormonproduktion der Hypophyse; die jugendliche Rachenmanddel ist ja — entwicklungsgeschichtlich gesehen — ein Zwillingsgeschwister des Hypophysen-Vorderlappens.

So wiederhole ich, daß sich meines Erachtens die heilende Fastenwirkung nicht nur auf die mesenchymsäubernde und -regenerierende Wirkung allein, sondern auch wesentlich auf die dieser Mesenchymwirkung vielleicht sogar übergeordnete neurohormonale Wirkung als Ursache zurückzuführen läßt, die zentral durch die „stresscondition" des Fastens ausgelöst und durch das die Hypophyse stimulierende Roedern noch gesteigert wird.

An ACTH und Cortison einerseits und STH andererseits habe ich demonstrieren wollen, was sich auf die ganzen zentralwirksamen Hormone bezieht, wie zum Beispiel auf die Hormone LAP und DCA, die auch — nach Selye — steuernd entgegenwirkende Stoffe (,,Antagonisten") von ACTH und Cortison sind.

---

*) nach Selye, Zustand höchster Anregung und Reizung

Es sei noch außerdem — aber quasi am Rande — erwähnt, daß die bisherige Therapie mit künstlich zugeführtem Cortison und ACTH im Endeffekt überwiegend negative Erfahrungen gezeigt hat. Körperfremde und isolierte Hormone gefährden die Gesamtlage des Organismus stark und Rückschläge werden sich im Verlauf der Zeit einstellen. Hingegen wirken die körpereigenen Hormone des regenerativen Fastens nützlich, weil sie nicht „aus dem Rahmen" fallen. Interessant ist, daß aus Cortison- und ACTH-Therapie auch die einem bestimmten Fastenzustand ähnliche euphorisierende Wirkung bekannt ist. Mit einiger Zurückhaltung dürfen wir das auch als Stützung unserer These betrachten. Von Laien oder von in Vorurteilen befangenen Ärzten wird das Heilfasten häufig als „Hungern" bezeichnet. An Stelle längerer Erörterungen möchte ich dafür plädieren, wie bereits früher ausgeführt, daß grundsätzlich unterschieden werde zwischen Nahrungsenthaltung (sozusagen eine Stoffwechsel-Sparumstellung zum Zweck des Überdauerns, wie es zum Beispiel beim Winterschlaf der Tiere üblich ist), zwischen Hungern (Not, innere Zwangs- und Protesthaltung) und Fasten. *Nur der Mensch kann heilfasten.*

Dieses zeitweilige und freiwillige, weil heilsame NEIN zum Ernährungszwang des Bios kann nur ein gerade auch gleichzeitig im Metabiologischen wesentlich verankertes Geschöpf dieser Erde sagen: Der Mensch. — Es lebt noch ein altes Wissen, das heute wieder bestätigt wird: Hunger wirkt degenerativ auf den Organismus und Fasten wirkt regenerativ! Diese alte Erkenntnis müssen wir uns heute wieder mehr und im größeren Umfang zunutze machen.

Was können wir vorbeugend tun?

Das Problem der Volksgesundheit
Aufgezeigt am Beispiel von Krebs-, Herz- und Kreislaufleiden

In der Todesursachenstatistik stehen Herz- und Kreislaufkrankheiten an erster und Krebs an zweiter Stelle. Von tausend Männern sterben 240 an Herz- und Kreislaufkrankheiten. Die statistischen Ämter müssen zu ihrem Leidwesen erklären, daß Herz- und Kreislaufkrankheiten wie auch die Krebskrankheit als Todesursache ansteigende Tendenz haben.

Wir fürchten uns gewiß nicht zu Unrecht vor dem Verhängnis der durch die Atombombe entfesselten subatomaren Kräfte. Wenn jedoch die Herz- und Kreislaufkrankheiten wie auch die Krebsfälle in diesem Tempo weiter fortschreiten, dann wird es diesen beiden Krankheiten eher gelingen, die Menschheit auszurotten.

Es liegt nahe, sich nun zu fragen, ob uns nicht schon die Statistik Auskunft geben kann über wahrscheinliche Krebsursachen. Das kann sie, denn rund 50 Prozent aller Krebserscheinungen finden wir im Gebiet der Verdauungswege lokalisiert. Es ist durchaus zu folgern, daß ohne Zweifel mit unserem Essen und Trinken krebsverursachende Stoffe in unseren Körper gelangen.

Die qualitativ und quantitativ falsche Ernährung ist nach wie vor eine Krankheitsquelle ersten Ranges und der Zutreiber für den Arzt, die Apotheke, das Krankenhaus und schließlich für den Totengräber.

Die Statistik aber sagt uns noch mehr. Rund 27 Prozent aller Krebsfälle finden wir lokalisiert im Gebiet der weiblichen Unterleibsorgane. Wenn wir uns vor Augen halten, welche Einflüsse chemischer Art in dieses hochempfindliche Schleimhautgebiet im Verlaufe eines Frauenlebens einwirken, welche sogenannten Spülungen vorgenommen werden, welche Einlagen, Stäbchen, Tabletten u.a.m. dort appliziert und wie oft Fremdkörper sogar kürzere oder längere Zeit eingelegt werden, dann nimmt uns diese Zahl nicht mehr wunder. Eines der meistverbreiteten Mittel zur sogenannten täglichen Unterleibshygiene der Frau und zur Empfängnisverhütung enthält unter anderem Orthooxychinolin. Und Orthooxychinolin wird als krebserregend bezeichnet. Es erstaunt uns daher nur wenig, zu erfahren, daß manches Heilmittel (Tabletten, Injektions- und Gurgelmittel) im wesentlichen aus Abkömmlingen krebserregender Teerstoffe stammt und selbst verdächtig ist, zur Krebsentstehung beizutragen. Und weiter:

95 Prozent derjenigen, die an einem Krebs des Kehlkopfes oder der Atmungswege leiden, sind Raucher. Die Statistiken aller europäischen und amerikanischen Quellen ergeben mit geringen Unterschieden das gleiche Resultat. Die Zahl wird immer eher höher liegen als niedriger, denn die restlichen 5 Prozent wurden nicht gefragt, ob sie nicht etwa früher einmal geraucht haben. (Es bezeichnen sich ja oft schon diejenigen als Nichtraucher, die vorgestern zum letztenmal geraucht haben.) Die statistisch erhärtete Zahl von 95 Prozent Rauchern unter den Atemwegs-Krebskranken besagt eigentlich alles. Den Wissenschaftlern ist seit langem bekannt, daß neben nikotin-verursachten Herz- und Kreislaufschäden (Angina pectoris, Stenocardie, Bluthochdruck, Absterben von Gliedmaßen, Herzrhythmus- und Herzarbeitsstörung, Arteriosklerose) der Raucher auch noch Tabakteer in sich aufnimmt. Und Tabakteer verursacht vermöge von Benzpyren, Anthrazen und Phenanthren, Kreosot und Arsen nachgewiesenermaßen Krebs auf dem Wege der heimtückischen Summationswir-

kung. Ohne Zweifel ist der Tabakteer nicht nur am Lungen- und Kehlkopfkrebs wesentlich schuld, sondern auch noch an vielen Fällen von Magen- und Darmkrebs. Denn der mit krebserregendem Tabakteer durchsetzte Speichel wird heruntergeschluckt und fortgesetzt auf die empfindlichen Magen- und Darmschleimhäute aufgebracht.

Tageszeitungen berichten über den ursächlichen Zusammenhang zwischen Rauchen und Krebs, doch wird der zweifellos vorhandene ursächliche Einfluß des Tabakgenusses bei der Entstehung von Magen-Darm-Krebs noch nicht gebührend erwähnt, obschon der Zusammenhang mit der Ulcus-Krankheit geläufig ist.

In ärztlichen Fachzeitschriften tritt uns gelegentlich die erschreckende Mitteilung entgegen, daß eine auffällige Zahl Krebs-Frühoperierter dennoch bald wieder krebsrückfällig geworden seien, und zwar noch vor Ablauf der üblichen Beobachtungsfrist von fünf Jahren. Das ist nicht verwunderlich. Denn Krebs ist ja eine Allgemeinkrankheit des ganzen Körpers.

Die Operation allein genügt nicht. Die Praecancerose, die Krebsbereitschaft, bleibt auch nach einer Frühoperation im Körper. Wenn der bisherige Schlendrian in Kost und Lebensweise, der zum Krebs führte, ahnungsloserweise so weitergeht, dann hat eben das erste bittere Erlebnis nicht genügt, und bald wird Krebs von neuem manifest. Nach der Operation geht die Misere wieder an. An den meisten öffentlichen Krankenhäusern scheinen die Ernährungslehren von Bircher-Benner, Kollath, Heupke und Stepp unbekannt zu sein. Keineswegs sage ich, alle öffentlichen Krankenhäuser tragen die Schuld. Viele leiden unter den Verhältnissen die sie zwingen, so zu handeln. Die Träger der öffentlichen Krankenhäuser stellen einen zu geringen Geldetat für die Beköstigung zur Verfügung. Und die Krankenkassen zahlen einen, im Verhältnis zu dem, was hier notwendig wäre, zu geringen Pflegesatz. Wie soll nun die Krankenhausverwaltung mit dem geringen Beköstigungsgeld eine gesunde Nahrung, geschweige denn eine Diätkost schaffen und herrichten? Man kann für die frisch Krebs-Operierten keine notwendigen Handzettel, die sie mit den Richtlinien ihrer weiteren Ernährung und Lebensführung vertraut machen, drucken lassen, wenn das dazu benötigte Geld fehlt.

Dabei könnte der Patient selbst am meisten tun. Er könnte nämlich zum Beispiel dem an der Tabaksteuer interessierten Staat einen Streich spielen, indem er nicht mehr raucht und sich die Grundsätze einer gesunden Lebens- und Ernährungsweise zu eigen macht. Die Geldersparnis ist, errechnet man sich den Jahresbetrag, beträchtlich. Eine erfreuliche Zugabe.

Über die imponierende Leistung unseres Herzens machen wir uns viel zu wenig Gedanken. In einer Prüfung fragte einmal ein Professor: ,,Herr Kollege, weshalb schlägt unser Herz?" Und nach einer Pause des Schweigens fuhr er fort: ,,Sie wissen es nicht, und ich weiß es auch nicht." — Wir wissen in der Tat nicht, warum dieses relativ anspruchslose Organ so wirkungsvoll und unermüdlich Tag und Nacht arbeitet. Dieses nur faustgroße Organ pumpt durchschnittlich in 24 Stunden 10 000 Liter Blut. Das ist die Füllung eines großen Bundesbahnkesselwagens. Im Verhältnis zu dieser erstaunlichen Leistung bedarf unser Herz nur geringer Nahrungsmenge. Anstatt daß wir dieses Organ in vernünftiger Weise unterstützen und gesund erhalten, durch Ernährung, Atmung, Bewegung, Training, bringen wir überzivilisierten Menschen es fertig, durch Herz- und Kreislaufgifte, wie Tabak, Bohnenkaffee, ferner durch Luxusernährung, dieses wichtige Organ zu schädigen. Dazu kommt noch, daß der Mensch von heute, wenn wir absehen wollen von der mit dem „Fußballalter" vorübergehenden Periode sportlicher Betätigung, zur körperlichen Trägheit neigt, in Autos fährt, im Fahrstuhl aufsteigt und hinter Schreibtischen und in Sesseln zu sitzen pflegt. Wir würden besser fahren, wenn wir weniger fahren würden. Das Zufußgehen, ja vor allem das Wandern, ist der Snobismus von heute. Durch vernünftige Körperbewegung müssen Herz und Kreislauf, Atmung und Stoffwechsel gekräftigt und intensiviert werden.

Man liest häufig, daß Krebs eine Alterskrankheit sei. Ich betone, daß Krebs weniger eine Alterskrankheit als vielmehr eine Quittung darstellt für die in den früheren Lebensjahrzehnten gemachten Fehler in der Lebens- und Ernährungsweise: Fehler, die sich eben summierend ausgewirkt haben wie der stete Tropfen, der den Stein höhlt. Wie man sich bettet, so liegt man. Und wer sich im Verlauf seines Lebens zunehmend in Krebsgefahr begibt, wird riskieren, eines Tages darin umzukommen.

Die Theologie und Rechtsprechung kennen den Begriff der Begnadigung. Unser Organismus ist aber als ein Teil der Natur den Naturgesetzen unterworfen. Minus 1 plus minus 1 ergibt minus 2 (angeblich soll jedoch einmal keinmal sein). Eine Zigarette und eine Mahlzeit aus gefärbter oder chemisierter Kost zusammen ergeben vielleicht minus 10. Und so häuft sich ein Krankheitsschuldenkonto im Lauf unseres Lebens auf, das uns eines Tages gekündigt und als Krankheit manifest wird. Wenn wir krank werden, sind wir leicht geneigt, die Faust gen Himmel zu recken und zu sagen: „Lieber Gott, du hast mich krank werden lassen, Fluch sei dir!" Richtiger wäre es aber, wenn wir uns im Fall der Erkrankung in unser stilles Kämmerlein zurückzögen und uns überlegten, welche Fehler wir in unserer Lebens- und Ernährungsweise im Lauf der Zeit begangen haben. Wenn wir es so recht überlegen, dann freilich klagen wir nicht mehr Gott oder das Schicksal oder die Vorsehung an, sondern schlagen uns an die eigene Brust: „Mea culpa, mea maxima culpa". Nun wieder gesund werden zu wollen heißt weniger, gegen die Krankheitserscheinungen anzugehen, als vielmehr ihre Bedeutung zu verstehen und die Lebensgesetze, durch deren Übertretung wir schließlich krank geworden sind, aufs neue zu erfüllen und zum Neubeginn tunlichst erst einmal zu fasten.

Die Vererblichkeit des Krebses? In Laienzeitungen ist noch immer davon die Rede. Es ist aber klar erwiesen, daß Krebs nicht vererblich ist. Die Gespräche um eine Vererbung der Krebsneigung münden in eine unfruchtbare und irreführende Haarspalterei. Wenn wir fortgesetzt dieselben Fehler in der Lebens- und Ernährungsweise machen, durch die unsere Eltern oder Geschwister schließlich starben, dann freilich ist die Wahrscheinlichkeit groß, daß wir eines Tages auch an Krebs leiden.

Keineswegs soll man die Frühdiagnose vernachlässigen. Und von der zwingenden Notwendigkeit, darauf zu achten, bringt uns auch die traurige Feststellung nicht ab, daß bisher noch 82 Prozent aller Krebsoperierten ungeheilt bleiben. Die Organe der Gesundheitsführung aber — das ist unser wiederholter Vorschlag — sollten noch mehr Initiative und Möglichkeiten ergreifen, auf die vorbeugende Gesundheitspflege in Wort und Schrift hinzuwirken. Eine ausführliche Unterrichtung gerade der Jugend noch in der Schule über die Grundsätze einer gesunden Lebensführung und Ernährungsweise wäre wichtig.

Die Stichworte lauten:

Gesunde Lebens- und Ernährungsweise. Körperbewegung, gute Atmung (Krebs ist nicht zuletzt auch ein Problem der Sauerstoffverarmung unserer Körpergewebe), jährlich entgiftetes, vor-

beugendes Heilfasten, Vermeidung von Tabak, Vermeidung der qualitativen oder quantitativen Überernährung.

Das sind die wesentlichen Programmpunkte, die gewiß der Ergänzung bedürfen. Ich will das Beruferen gern überlassen. Denn wir werden nur in der Lage sein, den Faktor „Eigenes Verschulden" so gering zu halten wie möglich. Den Faktor Schicksal wird es trotzdem immer noch weiter geben. Es ist aber meine Überzeugung, daß dann, wenn die einfachen, eben besprochenen Grundsätze beachtet und befolgt werden, die Ziffer der Krebserkrankungen endlich eine entscheidende Senkung erfahren wird, ebenso wie die Ziffer der Herz- und Kreislaufkrankheiten.

Jeder ist seines Glückes Schmied!

NACHWORT

Dieses Büchlein wollte auf eine schlichte Weise die tiefe und wahrhaft menschenwürdige behandlerische Wahrheit des heilenden Fastens auch dort verbreiten, wo nicht die Kenntnis von Fachausdrücken vorausgesetzt werden kann. Andererseits war es hier unmöglich, Einzelfragen speziell abzuhandeln. Zu diesem Zweck wäre es notwendig, die Fastenliteratur zu Rate zu ziehen, wie sie zum Beispiel in dem Buch von Otto Buchinger sen., „Das Heilfasten", Hippokrates-Verlag Stuttgart, 17. Auflage 1977, erschienen ist.

In diesem Zusammenhang soll auch des verstorbenen Nestors und Lehrers der deutschen Fastenärzte, Dr. Gustav Riedlin, und der Pioniere Dr. Richard Kapferer und Georg Lindner dankbar gedacht werden. Die Vorgänge des Stoffwechsels und der Physiologie im Fasten, denen sich schon Dozent Dr. Schenck bei einzelnen Versuchspersonen widmete, sind inzwischen durch Prof. Dr. Zabel in verdienstvoller Weise auf breitester Basis ausgezeichnet dargestellt worden.

Die Tatsache, daß Zabel sein Buch Dr. Buchinger sen. gewidmet hat, zeigt unter anderem, welche Bedeutung der ganz unmittelbaren ärztlichen Erfahrung und Beobachtung zukommt, wie sie gerade Dr. Buchinger sen. mit über 26.000 Fastenkuren in 32 Jahren in einem anderswo nirgends erreichten Umfang zur Verfügung steht. Aus der Unmittelbarkeit dieser Erfahrung, die ich als sein Sohn und Schüler zum größten Teil miterleben durfte, spricht dieses Büchlein. Es erfüllt mich mit tiefer Dankbarkeit, in meinem Vater meinen Lehrer und mein Vorbild zu haben. So trägt mein Büchlein denn auch die Spuren seines fördernden und wesentlichen Einflusses.

Erklärung medizinischer Fachausdrücke

aus: Dr. Kaps ,,Medizinisches Wörterbuch'', Bruno Wilkens Verlag

Abdomen *Bauch, Unterleib*

Ablatio *Abtragung*

adenoid *drüsenartig*

Adrenalin *Hormon des Nebennierenmarkes (wirkt blutdrucksteigernd)*

Agonie *Todeskampf*

Akupunktur *Nadelbehandlung*

Allopathie *Heilmethode mit Mitteln, die der Krankheit entgegengesetzte Wirkungen hervorbringen*

Anämie *Blutarmut*

Analgetica *schmerzstillende Mittel*

Angina *Halsentzündung*

A. pectoris *Brustkrampf*

Angiocardiographie *Röntgendarstellung von Herz und Gefäßen mit Kontrastmitteln*

Antibiotica *Stoffe aus Mikroorganismen (Pilzen, Bakterien), die gegen krankmachende Einflüsse (Bakterien oder deren Gifte) gerichtet sind (Penicilline, Streptomycin, Aureomycin u.a.m.)*

Arteriosklerose *Schlagaderverhärtung, Gefäßverkalkung*

Arthritis *Gicht, Gelenkentzündung*

Arthro- *Gelenke betreffend*

Arthrosis *degenerative Gelenkveränderung*

aseptisch *keimfrei*

Asthma *Kurzatmigkeit*

A. cardiale *vom Herzen ausgelöstes A., Herzasthma*

Blutdruck *wird in zwei Werten angegeben, der obere ist der systolische Druck, der untere der diastolische Druck. Die Weltgesundheitsorganisation hat drei Bereiche festgelegt: normaler Blutdruck bis 139/89mm HG, Grenzwert-Blutdruck 140 -159/90-94 mm HG, hoher Blutdruck (Hypertonie) 160/95 mm HG und höher*

Cancer *Krebs*

carcinom *Krebs, vom Deckgewebe ausgehend*

Cellularpathologie *Virchows Lehre, daß alle Krankheiten von Zellstörungen ausgehen*

cerebral *das Gehirn betreffend*

Chol- *Gallen-*

Cor *Herz*

I

Coxa *Hüfte*

Cyste *Blase, Bläschen*

Cystis fellea *Gallenblase*

Derma *Haùt*

Diabetes mellitus *Zuckerkrankheit*

Diagnose *Erkennung und Unterscheidung einer Krankheit*

diastolischer Ton *zweiter Ton bei einer Blutdruckmessung*

Digestion *Verdauung*

Digitalis purpurea *und* **D. lanata** *Fingerhutarten, aus deren Blättern mehrere herzwirksame Stoffe isoliert werden*

diuretisch *harntreibend*

Dyspepsie *Verdauungsschwäche*

Elektroencephalogramm *EEG elektrische Aufzeichnung der Hirnrindentätigkeit*

Elektroendoskop *Instrument mit Spiegel und elektrischem Beleuchtungskörper zur Untersuchung von Körperhöhlen*

Elektrokardiogramm *EKG Aufzeichnung der Aktionsströme des Herzens*

Elektrotherapie *Anwendung des elektrischen Stromes zu Heilzwecken*

Encephalon *Gehirn*

Entero- *Darm-*

Facialis *zum Gesicht gehörig, Gesichtsnerv, der 7. Hirnnerv*

Frakturen *Knochenbrüche*

Galvanisation *Anwendung des elektrischen Stromes*

Ganglien *Nervenknoten*

Gaster *Magen*

Gastritis *Magenentzündung, Magenkatarrh*

Geriatrie *Altersheilkunde*

Gerontologie *Altersforschung*

Gerontophobie *Furcht vor älteren Menschen*

Glukose *Traubenzucker*

Glykämie *übermäßiger Zuckergehalt des Blutes*

Haema *Blut*

Hämoglobin *Farbstoff der roten Blutkörperchen*

Hämorrhoiden *variköse Erweiterung der unteren Mastdarmvenen*

Hepar *Leber*

Hepatitis *Leberentzündung*

Herpes *Bläschenflechte*

H. zoster *Gürtelrose*

Herzinfarkt *Entartung des Herzens mit Verengung und Verschließung der Kranzarterien oder ihrer Zweige, Herzmuskelschwäche*

Homöopathie *die auf dem Ähnlichkeitsgesetz beruhende Heillehre Hahnemanns, Krankheiten mit Mitteln zu behandeln, die bei Gesunden der zu behandelnden Krankheit ähnliche Krankheitserscheinungen hervorbringen. Gegensatz: Allopathie*

Hydro- *Wasser-*

Indolenz *Unempfindlichkeit, Schmerzlosigkeit, Gleichgültigkeit*

in extremis *in den letzten Augenblicken (des Lebens)*

Infarkt *Gewebsveränderung, hervorgerufen durch embolischen oder thrombotischen Verschluß von Blutgefäßen*

Infektion *Ansteckung*

Inkubationsstadium *Entwicklungszeit zwischen Ansteckung und Ausbruch einer Krankheit*

Insulin *das Hormon der LANGERHANS Inseln. Einspritzung verhindert die Zuckerausscheidung bei Diabetes mellitus*

Internist *Arzt für innere Krankheiten*

intracutan *in die Haut*

intramuskulär *in die Muskeln (z.B. Einspritzung)*

intravenös *in eine Vene*

Ischias *Hüftweh*

Jugulum *Kehle*

juvenil *jugendlich*

Kapillargefäße *feinste Gefäßverzweigungen, Haargefäße*

Kardiologie *Lehre vom Herz*

Karzinom *Krebs (vom Deckgewebe ausgehend)*

Katheter *Ablaßröhre, Harnabzapfer*

Klimakterium *Wechseljahre, Aufhören der Regel;*

Kongestion *Blutwallung, Blutandrang*

Konglomerat *Zusammenhäufung*

Konsultation *Beratung*

Lingua *Zunge*

Lipomatosis *Fettsucht*

Litho- *Stein-*

Lumbal- *Lenden-*

Lungenemphysem *Lungenblähung*

Meningitis *Hirnhautentzündung*

Metastase *Verschleppung (von Krankheitsstoffen im Körper), neuer Krankheitsherd*

Myo- *Muskel-*

Myom *gutartige Geschwulst aus Muskelgewebe*

Narcotica *betäubende Mittel*

Nephri *Nieren*

Nephritis *Nierenentzündung*

Neuralgie *Nervenschmerz*

Neurologe *Nervenarzt*

Obstipation *Stuhlverstopfung*

Occlusio *Verschluß*

Oculo- *Augen-*

Odonto- *Zahn-*

Ödem *Wasseransammlung unter der Haut*

oral *den Mund betreffend*

Osteo- *Knochen-*

Pankreas *Bauchspeicheldrüse*

pathologisch *krankhaft*

Pectus *Brust*

perniziös *schlimm, bösartig*

Phalangitis *Entzündung der Finger und Zehenglieder*

Pharmakologie *Arzneimittellehre*

Phlebitis *Venenentzündung*

Physiotherapie *physikalische Behandlung (mit Licht, Luft, Wärme, Elektrizität, Wasser)*

Podagra *Fußgicht*

präventiv *vorbeugend*

Prophylaxe *Vorbeugung*

Prostata *Vorsteherdrüse*

Prostatahypertrophie *Vergrößerung der P.*

Proteine *Eiweißstoffe*

Psyche *Geist, Seele*

Psychotherapie *Suggestivbehandlung, geistige Beeinflussung zur Heilung*

Pulmo *Lunge*

Punktion *Anstechen; Einstich, um Flüssigkeiten aus Körperhöhlen abzulassen*

purgieren *abführen*

Pyo- *Eiter-*

rektal *durch den Mastdarm*

Rektoskopie *Spiegeluntersuchung des Mastdarms*

Renes *Nieren*

Rhino- *Nase-*

Sacrum *Kreuzbein*

Sanguis *Blut*

Sarkom(a) *bösartige Geschwulst, die aus dem Bindegewebe hervorgeht*

Sedativa *beruhigende Mittel*

Sekretion *Absonderung*

Sklerose *Verhärtung, Vertrocknung, Verkalkung*

Sondenernährung *Einführung von Nahrung in den Magen durch die Schlundsonde*

Spasmus *Krampf*

Spinalnerven *Rückenmarksnerven*

Spondylus *Wirbel*

Stenokardie *Herzkrampf*

Stomachus *Magen*

Syndrom *Krankheitsbild, Gesamtheit der Erscheinungen*

systolischer Ton *der erste Herzton bei einer Blutdruckmessung*

therapeutisch *zur Krankenbehandlung gehörig*

Thorax *Brustkorb, Brustkasten*

Thrombose *Bildung von Blutpfröpfchen in den Gefäßen bei Lebzeiten*

Thyreo- *Schilddrüsen-*

Toxikologie *Giftlehre*

toxisch *giftig*

Trachea *Luftröhre*

Tumor *Geschwulst*

Ulcus *Geschwür*

ultima ratio *letzter Ausweg*

ultimum refugium *letzte Zuflucht*

Urologe *Arzt für Erkrankungen der Harnorgane*

varikös *schwer heilbar*

vegetativ *1. das Pflanzenwachstum (Vegetation) betreffend; 2. auf das selbsttätige (autonome) Nervensystem, das nicht dem Willen unterliegt, bezüglich*

vegetative Dystonie *Störung im Zusammenspiel der vegetativen Nerven*

Ventriculus *Magen (auch Bezeichnung für andere Hohlräume); V. cordis Herzkammer; V. cerebri Hirnkammer*

vertebral *auf die Wirbelsäule bezüglich*

virulent *giftig, ansteckend*

viskös *klebrig, zähflüssig*

Visus *Sehen, Sehschärfe*

vital *lebenskräftig*

Vitium *Fehler; V. cordis Herzfehler*

vomieren *erbrechen*

vulgär *gewöhnlich, gemein*

X-Strahlen *RÖNTGENstrahlen*

Zellular- *Zell-*

Zellulose *Kohlenhydrat, das den Hauptbestandteil der pflanzlichen Zellwände bildet*

zerebral *siehe cerebral*

Zirkulation *Kreislauf*

Zoster *Gürtelrose*

Zwölffingerdarm *(weil etwa 12 Querfinger breit) der an den Magen grenzende oberste Teil des Dünndarms*

Zygoma *Jochbein*

zymo- *Fermente betreffend*

Nahrungsmitteltabelle

Art des Nahrungsmittels Menge 100 g	Wasser	Eiweiß (Proteine)	Fett	Kohlen- hydrate	Kalorien	Joules	Vitamin B₁	Vitamin C	Kochsalz
	g	g	g	g	kcal	kJ	mg	mg	mg
Eier									
Hühnereier, roh	74,0	12,8	11,5	0,7	162	680	0,12	0	84
Fette									
Butter	17,4	0,6	81,0	0,7	716	3000	Spur	Spur	100
Margarine	19,7	0,5	78,4	0,4	698	2920	—	—	100
Mayonnaise	15,1	1,1	78,9	3,0	718	3005	0,02	0	150
Öle									
Olivenöl	Spur	0	99,9	0	883	3700	—	—	170
Palmöl	Spur	0	99,9	0	883	3700	—	—	170
Sonnenblumenöl	Spur	0	99,9	0	883	3700	—	—	170
Schweineschmalz	1,0	Spur	99,0	0	901	3770	—	—	Spur
Fisch									
Aal, geräuchert	50,3	18,6	27,8	0,8	333	1400	0,14	—	21
Barsch	79,5	18,4	0,8	0	86	360	0,07	—	100
Forelle	77,6	19,2	2,1	0	101	420	0,09	—	120
Heilbutt	75,2	18,6	5,2	0	126	527	0,09	0	300
Hummer	78,5	16,9	1,9	0,5	91	380	0,15	5	100
Kabeljau	81,2	17,6	0,3	0	78	325	0,06	2	160
Karpfen	72,4	18,9	7,1	0	145	605	0,08	1	86
Rotbarsch	77,9	18,9	3,0	0	108	452	0,09	3	100
Schellfisch	80,5	18,3	0,1	0	79	330	0,06	0	390
Seezunge	81,3	16,7	0,8	0	79	330	0,22	—	390
Thunfisch in Dosen	52,5	23,8	20,9	0	290	1210	0,05	0	430
Fleisch									
Ente	54,0	16	28,6	0	326	1360	0,10	8	140
Gans	51,0	16,4	31,5	0	354	1480	0,10	—	200
Hase	73	22,3	0,9	0,2	103	430	0,09	—	160
Huhn	72,7	20,6	5,6	—	138	580	0,10	2,5	140
Kalb	68,0	19,1	12,0	0	190	800	0,18	0	130
Lamm (Hammel)	64,0	18,0	18,0	0	239	1000	0,16	—	170
Reh	73,0	21,4	3,6	0	124	520	0,37	—	110

Nahrungsmitteltabelle

Art des Nahrungsmittels Menge 100 g	Wasser g	Eiweiß (Proteine) g	Fett g	Kohlen-hydrate g	Kalorien kcal	Joules kJ	Vitamin B₁ mg	Vitamin C mg	Kochsalz mg
Rind									
Filet	75,1	19,2	4,4	—	122	510	0,10	—	100
Schinken	69,0	19,5	12,5	—	196	820	0,80	—	120
Leber	69,9	19,7	3,8	5,9	136	570	0,30	31	140
Schwein									
Filet	71,2	18,6	9,9	—	168	705	1,10	—	95
Kotelett	53,9	15,2	30,6	0	341	1430	0,80	0	105
Schinken	53,0	15,2	31,0	0	345	1445	0,74	0	100
Speck, durchwachsen ..	20,0	9,1	65,0	Spur	625	2615	0,36	0	300
Leber	71,6	20,6	4,8	2,6	131	550	0,43	27	140
Früchte und Fruchtsäfte									
Ananas in Dosen, gesüßt ..	79,9	0,3	0,1	19,4	74	310	0,08	7	71
Äpfel	84,0	0,3	0,6	15,0	58	240	0,04	5	2
Apfelsaft, frisch	86,9	0,1	Spur	13	47	195	0,01	1	2
Aprikosen	85,3	0,9	0,2	12,8	51	210	0,03	7	1
Bananen	75,7	1,1	0,2	22,2	85	355	0,05	10	200
Birnen	83,2	0,5	0,4	15,5	61	255	0,02	4	31
In Dosen, gesüßt	79,8	0,2	0,2	19,6	76	320	0,01	1	31
Brombeeren	84,5	1,2	0,9	12,9	58	240	0,03	21	2
Erdbeeren	89,9	0,7	0,5	8,4	37	155	0,03	60	23
Gefroren, gesüßt	75,7	0,4	0,2	23,9	92	385	0,02	53	23
Feigen, getrocknet	23,0	4,3	1,3	69,1	274	1150	0,10	0	70
Fruchtcocktail in Dosen ..	79,6	0,4	0,1	19,7	76	320	0,02	2	9
Grapefruit	88,4	0,6	0,1	9,8	39	163	0,04	40	7
Grapefruitsaft, frisch	89,2	0,4	0,1	9,8	41	172	0,03	45	7
Heidelbeeren	83,2	0,7	0,5	15,3	62	260	0,03	14	8
Himbeeren	84,2	1,2	0,5	13,6	57	238	0,03	25	3
Gefroren, gesüßt	74,3	0,7	0,2	24,6	98	410	0,02	21	4
Johannisbeeren	82	1,0	0,1	16,1	62	260	0,05	136	7

Nahrungsmitteltabelle

Art des Nahrungsmittels Menge 100 g	Wasser	Eiweiß (Proteine)	Fett	Kohlen-hydrate	Kalorien	Joules	Vitamin B₁	Vitamin C	Kochsalz
	g	g	g	g	kcal	kJ	mg	mg	mg
Kirschen	83,4	1,2	0,4	14,6	60	251	0,05	10	58
Melonen	91,2	0,7	0,1	7,5	30	125	0,04	33	14
Orangen	87,1	1,0	0,2	12,2	49	205	0,10	50	7
Orangensaft, frisch	86	0,6	0,1	12,9	49	205	0,07	50	7
Pfirsiche	86,6	0,6	0,1	11,8	46	192	0,02	7	3
Pflaumen	85,7	0,7	0,1	12,3	50	209	0,07	6	2
Getrocknet	28,0	2,1	0,6	67,4	255	1067	0,10	8	86
Preiselbeeren	87,4	0,3	0,5	11,6	42	175	0,01	12	1
Trauben	81,4	0,6	0,3	17,3	67	280	0,05	4	25
Traubensaft	82,9	0,2	Spur	16,6	66	275	0,04	2	25
Zitronensaft, frisch	91,0	0,5	0,2	8,0	25	104	0,03	50	7
Zwetschen	85,7	0,8	0,1	12,2	50	210	0,07	6	2
Gemüse									
Blumenkohl	91,0	2,7	0,2	5,2	27	113	0,11	78	48
Bohnen									
Grüne, frische	90,1	1,9	0,2	7,1	32	134	0,07	19	96
In Dosen	91,9	1,4	0,1	5,2	24	100	0,03	4	96
Weiße, frische	11,6	21,3	1,6	61,6	338	1415	0,60	2	93
In Dosen	74,7	5,4	0,3	18,3	96	402	0,03	6	93
Erbsen	75,0	6,3	0,4	17,0	84	351	0,32	27	60
In Dosen	82,3	3,4	0,4	12,7	67	305	0,11	9	60
Gurken	95,6	0,8	0,1	3,0	13	54	0,04	8	60
Karotten (Möhren)	88,6	1,1	0,2	9,1	40	167	0,06	5	60
In Dosen	91,2	0,8	0,3	6,7	30	125	0,03	3	60
Kartoffeln	79,8	2,1	0,1	17,7	76	318	0,11	20	82
Kohl									
Grünkohl	87,5	4,2	0,8	6,0	38	159	0,16	115	98
Rotkohl	91,8	1,5	0,2	5,9	26	109	0,07	50	165
Weißkohl	92,1	1,4	0,2	5,7	25	104	0,05	46	92
Wirsingkohl	90,0	3,0	0,4	5,6	31	130	0,05	45	12
Kohlrabi	90,3	2,0	0,1	6,6	29	121	0,06	53	94

Nahrungsmitteltabelle

Art des Nahrungsmittels Menge 100 g	Wasser g	Eiweiß (Proteine) g	Fett g	Kohlenhydrate g	Kalorien kcal	Joules kJ	Vitamin B₁ mg	Vitamin C mg	Kochsalz mg
Lauch (Porree)	87,8	2,0	0,3	9,4	44	184	0,06	18	40
Linsen	11,1	24,7	1,1	60,1	340	1425	0,50	—	138
Kopfsalat	95,1	1,3	0,2	2,5	14	59	0,06	8	130
Sauerkraut	92,8	1,0	0,2	4,0	18	75	0,03	14	92
Sellerie	94,1	0,9	0,1	3,9	17	322	0,05	9	250
Spargel	92,9	2,1	0,2	4,1	21	88	0,18	33	69
Spinat	90,7	3,2	0,3	4,3	26	109	0,10	51	210
Gefroren	91,3	3,0	0,3	4,2	25	105	0,10	35	210
Tomaten	93,5	1,1	0,2	4,7	22	92	0,06	23	110
Tomatensaft in Dosen ...	93,6	0,9	0,1	4,3	19	80	0,05	16	110
Zwiebeln	89,1	1,5	0,1	8,7	38	159	0,03	10	45
Pilze									
Champignon	90,8	2,8	0,2	3,7	22	92	0,10	5	41
Pfifferling	91,5	1,5	0,5	3,8	21	88	0,02	5	Spur
Steinpilze	88,6	2,8	0,4	5,9	31	130	0,03	2,5	36
Getränke									
Kaffee (ungezuckert)	98,5	0,3	0,1	0,8	5	21	0,01	0	—
Tee (ungezuckert)	99,0	0,1	0	0,4	2	8	0	1	—
Bier			Alkohol						
Hell	90,6	0,5	3,6	4,8	47	197	Spur	—	15
Dunkel	90,6	0,2	3,5	5,4	48	201	Spur	—	15
Cola	90	—	—	10	39	163	—	—	—
Likör	—	—	38,5	10,1	403	1686	—	—	—
Limonaden, durchschnittl.	88	—	—	12	46	192	—	—	—
Most (Obstwein)	—	—	5,2	1,0	40	167	—	—	10
Portwein	—	0,2	15,0	14,0	161	674	—	—	—
Rum	—	—	35,1	—	246	1030	—	—	—
Sekt	—	—	9,9	9,0	95	397	—	—	—
Wein, durchschnittl.	—	—	8,8	8,0	120	502	Spur	—	—
trocken	—	—	7,5	4,0	60	251	Spur	—	—
Weinbrand	—	—	35	—	280	1170	—	—	—
Whisky	—	—	35	—	245	1025	—	—	—

Nahrungsmitteltabelle

Art des Nahrungsmittels Menge 100 g	Wasser g	Eiweiß (Proteine) g	Fett g	Kohlen-hydrate g	Kalorien kcal	Joules kJ	Vitamin B₁ mg	Vitamin C mg	Kochsalz mg
Milch, Milchprodukte									
Milch									
Kuhmilch, frisch	88,5	3,2	3,7	4,6	64	270	0,04	1	160
Buttermilch	91,2	3,5	0,5	4,0	35	150	0,04	1	160
Kondensierte Milch									
Gesüßt	27,1	8,1	8,7	54,4	321	1340	0,10	1	135
Ungesüßt	73,8	7,0	7,9	9,7	138	580	0,06	1	130
Milchpulver	2,0	26,4	27,5	38,2	502	2100	0,28	10	160
Milchprodukte									
Käse									
Camembert	51,3	18,7	22,8	1,8	287	1201	0,05	0	400
Edamer	43,4	26,1	23,6	3,5	232	970	0,06	—	450
Emmentaler	34,9	27,4	30,5	3,4	398	1665	0,05	0,5	400
Parmesan	30,0	36,0	26,0	2,9	393	1640	0,02	0	1180
Rahmkäse	50,5	14,6	30,5	1,9	338	1415	0,04	0	250
Roquefort	40,0	21,0	32,0	1,8	378	1580	0,06	0	2000
Schmelzkäse									
(45% Fett i. T.)	51,3	14,4	23,6	6,1	293	1225	0,03	—	400
Quark									
Fett	70	14	14	4	198	830	0,02	—	250
Mager	79,4	17,2	0,6	1,8	86	360	0,04	1	200
Sahne, 30%	64,1	2,2	30,4	2,9	288	1205	0,03	1	130
Yoghurt	86,1	4,8	3,8	4,5	71	300	0,05	2	160
Mehle und Getreide									
Gerste	12,0	9,0	1,4	76,5	346	1450	0,12	0	107
Haferflocken	10,3	13,8	6,6	67,6	387	1620	0,55	0	203
Reis	12,0	7,5	1,9	77,4	360	1505	0,29	0	3
Roggen	14,3	10,8	1,5	71,8	310	1300	0,30	—	120
Weizen									
Vollmehl	12,6	12,1	2,1	71,5	331	1385	0,55	0	4
Grieß	13,1	10,3	0,8	76,0	362	1515	0,12	—	96
Weizenkeime	11,5	26,6	10,9	46,7	363	1520	2,00	0	105

Nahrungsmitteltabelle

Art des Nahrungsmittels Menge 100 g	Wasser g	Eiweiß (Proteine) g	Fett g	Kohlen-hydrate g	Kalorien kcal	Joules kJ	Vitamin B₁ mg	Vitamin C mg	Kochsalz mg
Nüsse									
Erdnüsse, geröstet	1,8	26,2	48,7	20,6	582	2435	0,32	0	190
Erdnußbutter	1,8	27,8	49,4	17,2	581	2430	0,13	0	200
Haselnüsse, trocken	6,0	12,7	60,9	18,0	627	2625	0,47	7,5	110
Mandeln	4,7	18,6	54,2	19,5	598	2500	0,25	Spur	66
Paranüsse	4,6	14,3	66,9	10,9	654	2735	1,00	2	150
Walnüsse	3,5	14,8	64,0	15,8	651	2725	0,3	2	170
Teigwaren und Brote									
Brötchen (Semmeln)	34,0	6,8	0,5	58,0	269	1125	0,07	0	300
Grahambrot	39,7	8,4	1,0	49,3	227	950	0,21	—	350
Knäckebrot	7,0	10,1	1,4	79,0	349	1460	0,20	0	340
Pumpernickel	34,0	9,1	1,2	53,1	246	1029	0,23	—	340
Roggenbrot	38,5	6,4	1,0	52,7	227	950	0,16	—	340
Weißbrot	38,3	8,2	1,2	51,0	253	1058	0,09	—	320
Eierteigwaren	10,1	13,0	2,9	73,0	376	1573	0,20	—	65
Wurstwaren									
Corned beef	30,1	19,2	4,4	—	136	570	0,30	—	—
Frankfurter, Cervelats ...	55,6	12,5	27,6	1,8	256	1071	0,16	0	—
Mortadella	52,3	12,4	32,8	—	349	1460	0,10	0	—
Salami (deutsche)	27,7	17,8	49,7	—	524	2192	0,18	—	—
Weißwurst (Münchner) ..	65,2	11,1	21,7	—	241	1008	0,04	—	—
Dosenwürstchen	65,7	13,0	19,6	—	232	970	0,03	—	—
Zucker, Süßigkeiten									
Honig	17,2	0,3	0	82,3	304	1272	Spur	1	Spur
Kakao (schwach entölt) ..	5,6	19,8	24,5	43,6	299	1251	0,09	0	120
Marmelade	29	0,6	0,1	70,0	272	1138	0,01	2	—
Marzipan	8,8	8,0	18	64,0	428	1791	0,10	—	—
Schokolade	0,9	7,7	32,3	56,9	520	2176	0,06	0	400
Traubenzucker	Spur	0	0	99,5	385	1611	0	0	5
Zucker	Spur	0	0	99,5	385	1611	0	0	9

Notizen

Notizen

FACHÄRZTE SCHREIBEN FÜR HEILUNGSUCHENDE DIES

Dr. med. Becker:
Arterienverkalkung
Behandlung und Heilung. Soforthilfe bei Herzinfarkt und Schlaganfall.

Dr. med. Becker:
Kranke Beine — kranke Füße
Vorbeugung und Behandlung bei Krampfadern, offenen Beinen, Venenentzündung, Fußpilz, kalten Füßen, schmerzenden Füßen.

Dr. med. Behr:
Atemgymnastik als Heilfaktor
bei Blutdruck, Arterienverkalkung, Übersäuerung, Herzschwäche. Mit genauen Anleitungen für richtiges Atmen.

Dr. med. Brabetz:
Glückliche Liebe — Glückliche Ehe
Antworten auf vertrauliche Fragen

Dr. med. Brabetz:
Krampfadern und Hämorrhoiden
Vorbeugung und Heilung
Gibt Rat und Hilfe für alle Heilungsuchenden.

Dr. med. Breuninger:
Schlafloser, dir kann geholfen werden
Schlaf ohne Tabletten.

Dr. med. Bucerius:
Das Asthma und seine Heilung
Asthmatiker können sich hier eingehend über die Ursachen und erfolgreichen Behandlungsmöglichkeiten orientieren.

Dr. med. Buchinger:
Älter werden ohne zu altern
Das Lebensziel

Dr. med. Buchinger:
Gesund werden -- gesund bleiben durch die Heilfastenkur
Genaue Anleitung für richtiges Fasten.

Dr. med. Dr. phil. Giehm:
Überwindung der Wechseljahre
Beherzigenswerte Ratschläge für SIE und IHN.

Dr. med. Halbfas-Ney:
Erkrankungen der Nieren, Blase und Vorsteherdrüse
Ratgeber zur Behandlung und Heilung von einem erfahrenen Facharzt. 64 S. DM 6,80

Dr. Dr. med. Henke:
Wie komme ich von der Zigarette los?
Wer durch Nikotineinflüsse gefährdet ist, findet hier einen sicheren Weg zur Befreiung.

Dr. med. Dr. phil. Heun:
Heilung von Kreislaufstörungen
Ernährung, seelische Beeinflussung, hoher Blutdruck und Nierenleiden, niedriger Blutdruck und Schwäche, Herzleiden und Arterienverkalkung, Managerkrankheit, Streß.

Dr. med. Kaltenbach:
Schwache Nerven,
Ihre Behandlung und Heilung

Dr. med. Urban Kaps:
Medizinisches Wörterbuch
Medizinische Fachausdrücke werden hier verständlich gemacht.

Prof. Dr. med. Köhler:
Arteriosklerose, Herzinfarkt, Angina pectoris, Schlaganfall
Ursachen und Entstehung der Herz- und Kreislaufleiden des modernen Menschen, Kuren, Ernährung und Genußmittel.

Dr. med. Lobenwein:
Die chronische Stuhlverstopfung
und ihre erfolgreiche Behandlung
Auch für hartnäckige Fälle besteht Aussicht auf Heilung.

BRUNO WILKENS VERLAG KG · D-3118 BAD BEVENSEN